中国医学临床百家

魏文斌 / 著

糖尿病视网膜病变

魏文斌 2022 观点

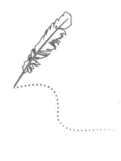

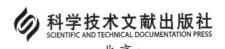
U0333367

科学技术文献出版社
SCIENTIFIC AND TECHNICAL DOCUMENTATION PRESS
·北京·

图书在版编目（CIP）数据

糖尿病视网膜病变魏文斌2022观点/魏文斌著. —北京：科学技术文献出版社，2022.12
ISBN 978-7-5189-9801-2

Ⅰ.①糖… Ⅱ.①魏… Ⅲ.①糖尿病—并发症—视网膜疾病—诊疗
Ⅳ.①R587.2 ②R774.1

中国版本图书馆CIP数据核字（2022）第221188号

糖尿病视网膜病变魏文斌2022观点

策划编辑：蔡 霞　　责任编辑：蔡 霞　　责任校对：张吲哚　　责任出版：张志平

出　版　者	科学技术文献出版社
地　　　址	北京市复兴路15号　邮编　100038
编　务　部	（010）58882938，58882087（传真）
发　行　部	（010）58882868，58882870（传真）
邮　购　部	（010）58882873
官　方　网　址	www.stdp.com.cn
发　行　者	科学技术文献出版社发行　全国各地新华书店经销
印　刷　者	北京虎彩文化传播有限公司
版　　　次	2022年12月第1版　2022年12月第1次印刷
开　　　本	710×1000　1/16
字　　　数	123千
印　　　张	13.5　彩插4面
书　　　号	ISBN 978-7-5189-9801-2
定　　　价	98.00元

《中国医学临床百家》 总序
Preface

韩启德

欧洲文艺复兴后，以维萨利发表《人体构造》为标志，现代医学不断发展，特别是从 19 世纪末开始，随着科学技术成果大量应用于医学，现代医学发展日新月异，发生了根本性的变化。

在过去的一个世纪里，我国现代化进程加快，现代医学也急起直追。但由于启程晚，经济社会发展落后，在相当长的时期里，我国的现代医学远远落后于发达国家。记得 20 世纪 50 年代，我虽然生活在上海这个最发达的城市里，但是母亲做子宫切除术还要到全市最高级的医院才能完成；我患猩红热继发严重风湿性心包炎，只在最严重昏迷时用过一点青霉素。20世纪60—70年代，我从上海第一医学院毕业后到陕西农村基层工作，在很多时候还只能靠"一根针，一把草"治病。但是改革开放仅仅30多年，我国现代医学的发展水平已经接近发达国家。可以说，世界上所有先进的诊疗方法，中国的医生都能做，有的还做得更好。更为可喜的是，近年来我国医学界开始取得越来越多的原创性成果，在某些点上已经处于世界领先地位。中国医生已经不再盲从发达国家的疾病诊疗指南，而能根据我们自己的经验和发现，根据我国自己的实际情况制定临床标准和规范。我们越来越有自己的东西了。

要把我们"自己的东西"扩展开来，要获得越来越多"自己的东西"，就必须加强学术交流。我们一直非常重视与国外的学术交流，第一时间掌握国外学术动向，越来越多地参与国际学术会议，有了"自己的东西"也总是要在国外著名刊物去发表。但与此同时，我们更需要重视国内的学术交流，第一时间把自己的创新成果和可贵的经验传播给国内同行，不仅为加强学术互动，促进学术发展，更为学术成果的推广和应用，推动我国医学事业发展。

我国医学发展很不平衡，经济发达地区与落后地区之间差别巨大，先进医疗技术往往只有在大城市、大医院才能开展。在这种情况下，更需要采取有效方式，把现代医学的最新进展以及我国自己的研究成果和先进经验广泛传播开去。

基于以上考虑，科学技术文献出版社精心策划出版《中国医学临床百家》丛书。每本书涵盖一种或一类疾病，由该疾病领域领军专家撰写，重点介绍学术发展历史和最新研究进展，并提供具体临床实践指导。临床疾病上千种，丛书拟以每年百种以上规模持续出版，高时效性地整体展示我国临床研究和实践的最高水平，不能不说是一个重大和艰难的任务。

我浏览了丛书中已经完稿的几本书，感觉都写得很好，既全面阐述了有关疾病的基本知识及其来龙去脉，又介绍了疾病的最新进展，包括笔者本人及其团队的创新性观点和临床经验，学风严谨，内容深入浅出。相信每一本都保持这样质量的书定会受到医学界的欢迎，成为我国又一项成功的优秀出版工程。

《中国医学临床百家》丛书出版工程的启动，是我国现代医学百年进步的标志，也必将对我国临床医学发展起到积极的推动作用。衷心希望《中国医学临床百家》丛书的出版取得圆满成功！

是为序。

2016 年作于北京

作者简介
Author introduction

魏文斌教授，首都医科大学附属北京同仁医院副院长，眼科学院副院长，博士研究生导师。国内外著名眼底病专家。国家卫生健康委员会突出贡献中青年专家，享受国务院政府津贴。白求恩奖章、全国医德楷模、中国好医生、中国最美医生等荣誉称号获得者，中央保健会诊专家。

从事眼科临床工作 35 年，擅长眼底病的临床诊疗，尤其在视网膜脱离、眼内肿瘤的诊断和治疗方面积累了丰富的经验；在国内首次应用现代玻璃体视网膜显微手术技术进行眼内肿瘤局部切除治疗葡萄膜黑色素瘤；率先在国内建立眼内肿瘤诊断治疗平台，成立眼内肿瘤诊疗及研究团队、创建眼内肿瘤诊治研究北京市重点实验室，制定相应的眼内肿瘤诊断及治疗规范、临床及科研数据库，使我国眼内肿瘤诊断治疗达到国际领先水平。

在全国性专业学术期刊发表学术论文 450 余篇，被 SCI 收录论文 135 余篇，被引量 4120 次。主编专著 27 部。承担国家自然基金等国家级和省部级科研项目 27 项。省部级科技进步奖 8 项。现任《中华医学杂志英文版》《中华实验眼科杂志》等十余种专业杂志编委，《中华眼科杂志》《中华眼底病杂志》《国际眼科纵览》《眼科》《实用防盲技术杂志》等副总编。中国抗癌协会眼肿瘤委员会主任委员，中国医药教育学会眼科委员会主任委员，中国卫生信息与大数据学会眼科委员会副主任委员，中国医疗保健国际交流促进会视觉健康分会副主任委员，中国研究型医院协会眼科与视觉科学委员会副主任委员，欧美留学会·中国留学人员联谊会医师协会眼科分会副主任委员，中华医学会眼科学分会常务委员及眼底病学组副组长，中国医师协会眼科分会常务委员及眼底病专业委员会副主任委员，北京眼科学会会长，北京医学会眼科分会候任主任委员，中华中医药学会眼科委员会常务委员。中国宋庆龄基金会第七、第八届理事会常务理事。

前 言
Foreword

　　《糖尿病视网膜病变魏文斌 2017 观点》出版以后颇受好评，既作为此领域研究工作的参考，也促进团队成员继续深耕细作。近年来国内外相关研究成果层出不穷，因此，有必要对此内容做一更新。

　　糖尿病已经成为影响全球人类健康与经济社会生活的常见疾病之一。随着我国经济的不断发展、人民生活水平的不断提高和饮食结构的改变，我国的糖尿病患病率不断上升。与其相关的糖尿病视网膜病变的患病率也逐年上升。糖尿病视网膜病变是导致成年人视力损害的主要原因之一。

　　关注糖尿病视网膜病变是眼科医生义不容辞的职责。我和我的团队近些年一直在糖尿病视网膜病变领域辛勤努力着，组织了大型的流行病学研究，分析糖尿病视网膜病变患病率、发病率及其影响因素，探索糖尿病视网膜病变的危险因素及防控措施；与基层医院及社区医疗服务中心合作，共同探索糖尿病视网膜病变筛查途径与方法；建立糖尿病视网膜病变集中阅片中心，开发智能阅片方法；探讨分级诊疗与转诊途径，结合慢病管理提高糖尿病视网膜病变监管与医疗水平。在糖尿病视网膜病变防治方法方面我们同样做了不少探索，如糖尿病视网膜病变的早期发现与量化评估，包括各种眼底照相、眼底血管造影、OCT 及 OCT 血管成像技术的应用；分级管理中糖尿病视网膜病变治疗路径；激光治疗适应证与方法；严重增殖期糖尿病视网膜病变的玻璃体手术；抗 VEGF 药物的治疗作用，尤其是在糖尿病黄斑水肿及眼内新生血管治疗中的应用；抗 VEGF 药物辅助的玻璃体手术时机与方法；糖尿病黄斑水肿与炎症的关系及眼内应用糖皮质激素的效果。同时，针对中药对糖尿病视网膜病变的治疗进行了探索，如红景天对实验性糖尿病视网膜病变的治疗作用及其机制研究。对重要的致盲性糖尿病视网膜病变的基础研究同样十分关注，也取得了一些可喜的进步，但确切的机制尚未阐明。糖尿病视网膜病变的研究任重道远，仍需长期的探索。

国家自然科学基金、北京市医学科研项目（如北京市医管中心"杨帆计划"的资助）及首都医科大学视网膜血管性疾病临床诊疗与研究中心等平台建设，均促进了我们在糖尿病视网膜病变诊治研究领域的探索，今后也会一如既往地关注这一领域，做我们力所能及的工作。

本书由团队成员共同完成，在此特别感谢王锦园、徐捷、赵汉卿、邵蕾、李浩雯、张瑞恒、陈昱凝、王倩、周金琼、李逸凡、冯宇、罗婧婷、周文达、史绪晗、张川、董力、李赫妍、杨婧研、延艳妮、朱静远等为本书所付出的努力。

本书能顺利出版并入选中国医学临床百家系列图书，还要感谢科学技术文献出版社及其编辑的努力与帮助。

由于时间仓促，不足之处在所难免，恳请读者斧正。

首都医科大学附属北京同仁医院

2022 年 10 月 18 日

目 录
Contents

中国糖尿病视网膜病变形势严峻

1. 糖尿病视网膜病变的发生率呈上升趋势

糖尿病（diabetes mellitus，DM）是以高血糖为特征的一组新陈代谢紊乱性疾病，是全世界范围内最为常见和患者增长最为快速的疾病，预计到 2045 年受影响的成年人约 6.93 亿。大血管并发症（心血管疾病）和微血管疾病［如糖尿病肾病、糖尿病视网膜病变（diabetic retinopathy，DR）、视神经病变］导致了持续增长的死亡率、眼盲、肾衰竭和广泛的生活质量下降。

DR 是长期的 DM 在眼底表现出来的临床特征。作为 DM 主要的微血管并发症，DR 是青年人群和职业人群中不可逆性致盲的首位原因。根据典型的临床特征可将其分为轻、中、重度的非增殖期糖尿病视网膜病变（nonproliferative diabetic retinopathy，NPDR）和增殖期糖尿病视网膜病变（proliferative diabetic retinopathy，PDR）。

1980 年，世界卫生组织（World Health Organization，WHO）

预估全世界有 1.08 亿 DM 患者，并且在 2014 年会翻 4 倍。国际糖尿病联盟（International Diabetes Federation，IDF）根据 DM 患者由 2000 年的 1.51 亿，到 2003 年的 1.94 亿，2006 年的 2.46 亿，2009 年的 2.85 亿，2011 年的 3.66 亿，2013 年的 3.82 亿，2015 年的 4.15 亿，再到 2021 年的 5.37 亿，预计 2045 年将发展为 6.93 亿。平均每 10 个成年人中有 1 个 DM 患者，其中约半数未得到诊断，尤其是在欠发达和低收入国家和地区。男性患病率略高于女性，2014 年男女比例为 9%∶7.9%，2017 年为 8.9%∶8.4%，预计到 2045 年男女患病率都将超过 9.9%。此外，城市患者多于农村，2017 年这一比例为 2∶1。近年来，DM 在一些发展中的亚洲国家，如中国和印度的患病率显著提高。

随着我国经济的快速发展、人们平均寿命的延长和生活方式的改变，我国 DM 的患病率也在不断增高，由 1994 年的 2.28% 增高至 2010 年的 11.6%。研究显示，1980 年我国 DM 的患病率为 1%，过去的数年间多项研究显示我国 DM 的患病率为 9% ～12%。2013 年一项纳入了 17 万样本的研究显示 DM 患病率为 10.9%，其中 60% 的患者之前并未被诊断，另外还有 35.7% 具有血糖稳态异常，提示具有患糖尿病的风险。目前我国成年糖尿病患者数为 9240 万，居全球首位，根据目前的发展趋势，预计到 2040 年我国糖尿病患者将达到 1.51 亿。

10% 的糖尿病患者在发病 5～9 年内会发生 DR。全世界范围内，DR 在 DM 中的患病率为 34.6%，威胁视力的糖尿病视网膜病变（vision-threatening diabetic retinopathy，VTDR）为 10.2%。预计到 2030 年，全世界的 DR 患者有 1.91 亿，其中有 5600 万 VTDR 患者。DR 患病率也具有明显的地域性和种族差异性，欠发达地区患病率较发达地区低，但发达和高收入地区由于 DR 造成的视力损害率较低。Li 等通过 2019 年的一项 Meta 分析得出，欧洲糖尿病人群 DR 和糖尿病黄斑水肿（diabetic macular edema，DME）的患病率分别为 25.7% 和 3.7%，在 1 型糖尿病（type 1 diabetes mellitus，T1DM）（54.4%）中显著高于 2 型糖尿病（type 2 diabetes mellitus，T2DM）（25.0%），2 型糖尿病中每年 DR 和 DME 的发病率分别为 4.6% 和 0.4%。在 WESDR（美国威斯康星糖尿病视网膜病变的流行病学研究）中，1 型糖尿病中有 20.1% 的患者 10 年内会发生 DME，未使用胰岛素治疗的 2 型糖尿病中这一概率为 13.9%，使用胰岛素治疗的 2 型糖尿病为 25.4%。DME 的患病率随 DR 严重程度的增加而增加，在轻度 NPDR 中仅 3% 的患者发生 DME，中到重度 NPDR 为 38%，PDR 则上升到 71%。预估到 2050 年，欧洲患糖尿病眼病的人数将从 2019 年的 640 万增加到 860 万。

Song 等通过 2018 年的一项 Meta 分析得出，我国 DR 在全人群中的患病率估计为 1.14%，在 DM 人群中为 18.45%；全人群中 PDR 为 0.07%，DM 人群中 PDR 为 0.99%。陈雪珍等在 2019 年的 Meta 分析中纳入了 189 221 例样本，得出中国大陆居民 DR 的患病率为 1.62%，男性低于女性，北方地区（1.63%）略高于南方地区（1.61%）。DR 患者占 DM 患者的 20.86%，北方地区（25.32%）高于南方地区（14.59%）。崔晶等在北京的横断面调查中纳入了 17 985 例样本，得出 DR 在总人群中的患病率为 1.5%，在 DM 人群中的患病率为 8.1%。江旭等回顾性分析了 3404 例住院治疗的 2 型糖尿病患者，发现 DR 患病率达 24.7%，NPDR 为 21.0%，PDR 为 3.7%。Wang 等在开滦眼病研究中纳入 1096 例 DM 样本，结果显示 DR 患病率为 52.8%，其中轻度 NPDR 占 DR 的 64.1%，中度 NPDR 占 DR 的 28.2%，重度 NPDR 占 DR 的 2.7%，PDR 占 DR 的 4.9%。我国 1 型糖尿病患者中 DR 的患病率为 14%，比西方国家要低；2 型糖尿病患者中 DR 的患病率为 28%～43%。由于筛查条件的缺乏，中国农村地区 DR 的患病率明显高于城市地区。具有临床意义的黄斑水肿（clinically significant macular edema，CSME）在 DM 中的患病率为 2.3%。

由于对糖尿病及其相关并发症缺乏认知，许多患者在出现了 VTDR，即 DME、重度 NPDR 和 PDR 后，才到医院就诊，这些患者治疗难度大、花费多、预后差。虽然从 1980 年至 2008 年，伴随着糖尿病管理与控制的加强，进展为 PDR 和严重视觉损害的占比降低；但是从 1990 年至 2015 年，由 DR 造成的视觉损害和盲大幅度提高，很大一部分原因是 2 型糖尿病在低中收入国家的患病率增加。

WHO 疾病关注度调查显示，致盲眼病排第三位，仅次于心脑血管疾病和肿瘤，是对生活质量影响最大的一种残疾。因此，DR

作为一种患病率高、发展速度快、对患者生活影响大的致盲眼病，我国乃至全世界对其的关注度都在日渐提高，DM 各个病程的发生、发展、转归和预后都亟须我们严格的监控与管理。

2. 糖尿病视网膜病变的危险因素与病程转归密切相关

与 DR 密切相关的危险因素包括较长的糖尿病病程、血糖控制不佳（高 HbA1c 水平）、高血脂、高血压。其他危险因素包括肥胖（高 BMI 值）、青春期、妊娠期和白内障手术。另外，还有一些相关性没有被完全证实的因素，包括炎性因子、血管紧张素转化酶抑制剂、遗传因素、年龄、糖尿病类型、凝血因子、肾病、身体不活动等。

（1）较长的糖尿病病程

糖尿病病程与 DR 发展密切相关，1 型糖尿病患者 5 年后有 25% 会发展为 DR，10 年后有 60% 会发展为 DR，15 年后有 80% 会发展为 DR。在 WESDR 中，30 岁及以下的，超过 20 年病程的 1 型糖尿病患者，有 50% 伴有 PDR。LALES（洛杉矶拉丁裔眼病研究）和 VER（视觉、评估和研究）计划研究发现，在超过 15 年病程的 DM 患者中，18% 伴有 PDR，1 型糖尿病和 2 型糖尿病无明显差异。低于 5 年病程的 30 岁以上的 2 型糖尿病患者，使用胰岛素治疗的有 31% 患有 DR，未使用胰岛素治疗的有 24% 患有

DR，当我们观察病程达到 19 年的患者，这一概率分别提升到 84% 和 53%。在低于 5 年病程的 2 型糖尿病中，PDR 患病率为 2%；而超过 25 年病程的患者中，PDR 患病率为 25%。另外，一旦 DR 发生，糖尿病病程这一危险因素，在预测 DR 早期到晚期的发展进程中，重要性小于血糖控制。

（2）血糖控制不佳（高 HbA1c 水平）

有大量强有力的证据证明血糖水平与 DR 的发生发展和转归有密切的关系。在 UKPDS（英国前瞻性糖尿病研究）中，对于 2 型糖尿病患者，加强的血糖控制相比于一般的血糖控制可减少 25% 的 DR 发生率和 39% 的激光光凝率。而这一控制在 DCCT（糖尿病控制和并发症试验）中，对于 1 型糖尿病患者，将 HbA1c 水平控制在 7.2% 以下，相比于控制一般的 9.1% 的 HbA1c 水平，可减少 76% 的新发 DR 风险和 54% 的既存 DR 进展风险；对于 1 型糖尿病患者，将 HbA1c 水平控制在 7.6% 以下可在长达 20 年内预防 PDR 的发生。

加强血糖控制还可将 4 年内 DME 的发病率减少 58%。在 DM 患者中，HbA1c 水平每降低 1%，将会降低 40% DR 发生的风险，降低 25% VTDR 进展的风险，降低 25% 激光治疗的风险，以及降低 15% 致盲的风险。ADVANCE（糖尿病和心血管疾病行动）试验发现，HbA1c 水平每增高 1%，就会增加 38% 的大血管事件发生风险，增加 40% 的微血管事件发生风险，增加 38% 的死亡率。

新陈代谢记忆（metabolic memory）也被称为遗留效应（legacy

effect），用以说明若干年前身体新陈代谢状态所产生的长期影响。例如，即刻加强血糖控制会产生一个持续的优良影响，这种作用会持续多年，无论后期糖尿病的状态如何。因此，建议早期进行血糖控制，阻止高血糖所产生的一系列病理性进程，逐步优化HbA1c水平，将长期的目标设定在6.5%~7.0%，减少DM相关的大血管和微血管事件发生率，是非常重要的。

血糖波动同样也是一个重要的因素，因为它会影响HbA1c水平在预测DR发生和进展中的作用。连续血糖检测可以提供HbA1c水平无法提供的一些更能说明血糖控制状态的有价值的指标。系统综述和Meta分析的结果也显示，空腹血糖的变异性与DR发生密切相关。

（3）高血脂

多项研究报道的血脂水平在DR和DME发展中的作用具有差异性。DCCT研究显示1型糖尿病中DR严重程度与甘油三酯水平呈正相关，与高密度脂蛋白水平呈负相关。然而在MESA（多种族动脉粥样硬化研究）和CURES（金奈城乡眼病流行病学研究）中，DR与总胆固醇水平无明显相关性，甘油三酯与DR的发生相关，低密度脂蛋白与DME的发生相关。在SN DREAMS（Sankara Nethralaya糖尿病视网膜病变流行病学和分子遗传学研究）中，低密度脂蛋白水平、非高密度脂蛋白胆固醇水平和胆固醇占比均与DME的发生呈正相关。近年来越来越多的证据显示，非传统血脂检测（如载脂蛋白A、载脂蛋白B）相比于总胆固醇和甘油三酯，是 DR 相关性较强的风险因子。另外，最近的多项研究均显示，降脂药对于延缓 DR 进程和 DME 的发生有积极的作用。

（4）高血压

高血压和 DR 之间存在密切的关系，多个 RCT 研究包括 UKPDS 都显示严格控制血压有利于降低 DR 发病率和进展率。UKPDS 纳入了 1048 个合并高血压的 2 型糖尿病患者，在 9 年的随访中，严格加强控制血压的患者（目标血压 < 150/85 mmHg）相比于一般控制血压的患者（目标血压 < 180/105 mmHg）降低 34% 的 DR 进展的风险，降低 47% 的视力下降 3 行的风险（ETDRS 视力表）。一项基于人群的横断面研究纳入了 13 473 个样本，也显示高血压是包括轻中度到威胁视力的 DR 的一项独立风险因素。有研究显示，收缩压每增加 10 mmHg，早期 DR 的风险就会增加 10%，PDR 或 DME 的风险增加 15%。《中国高血压防治指南》推荐控制血压在 140/90 mmHg 以下。对临床医生来说，长期的管理和优化糖尿病患者的血压对于预防 DM 相关并发症是非常重要的。

（5）肥胖（高 BMI 值）

越来越多的研究显示，BMI 值和腰臀比（waist to hip ratio，WHR）与 DR 的发生呈正相关。然而，在 WESDR 中，肥胖与 DR 严重程度和 DR 的进展无明显相关性，相反体重过轻与 DR 的发病相关，这里提示有全身系统性健康问题的患者可能伴随有体重减轻，所以得出这一研究结论。在瑞典的一项糖尿病发病率研究中，基线的高 BMI 值与重度 NPDR 和 PDR 均密切相关。在欧洲的一项前瞻性糖尿病并发症研究中，对于 1 型糖尿病患者，WHR 与 DR 严重程度和 DR 的进展均密切相关。尽管 BMI 与 DR 的相关性并不很明确，但是关于糖尿病患者 BMI 和 WHR 的优化和管理对于防范 DR 和其他糖尿病相关并发症的重要性仍然不言而喻。

（6）青春期、妊娠期

在青春期和妊娠期，DR 可进展迅速，尤其是 1 型糖尿病患者。WESDR 显示，在 1 型糖尿病患者中，青春期少女初潮后，DR 发生的风险增加了 30%，在青春期前诊断为 1 型糖尿病的患者（11.8 年），进展为 DR 的周期长于在青春期及之后诊断的患者（9.4 年）。WESDR 还显示，妊娠期增加了 2.3 倍 DR 进展的风险，其他研究也有相似的结果，如妊娠期 VTDR 发展的风险增加。在产后，29% 的患者有 DR 的回退。所以，对于青春期及之后的 1 型糖尿病患者、青少年期出现的 2 型糖尿病患者，以及 DM 患者妊娠过程中，眼底照相的监测是非常必要的。

（7）白内障手术

DR 进展与囊内和囊外的白内障摘除相关，伴随着超声乳化白内障吸除术的应用，越来越少的患者出现术后 DR 进展。术前血糖控制不佳与术后 DR 进展相关，在 PDR 患者中，术前 6 个月内全视网膜光凝会增加术后 DME 的风险。所以，对于 VTDR 患者，在白内障手术前需进行全视网膜光凝治疗，白内障术后需监测 DR 和 DME 的发生发展。

（8）炎性因子

慢性的轻微炎症和内皮细胞紊乱在 DR 的病理发展中起到重要作用。不同的研究测定了 DR 患者循环中和玻璃体液中不同的炎性趋化因子浓度，包括前列腺素（PgE1，PgE2）、基质细胞源性因子（SDF-1α）、高灵敏度 C 反应蛋白（hsCRP）、胞间黏附分子 1（ICAM-1）、血管细胞黏附分子 1（VCAM-1）和肿瘤坏死因子 α（TNF-α）。在 DCCT 研究中，hsCRP 水平增加了 CSME 和黄斑硬性渗出的发病率，ICAM-1 水平与视网膜硬性渗出相关。另外，可溶性 E 选择素（一种内皮功能的标记物）也与 DR 的进展相关。2 型糖尿病患者的循环细胞因子升高，增加了血管渗漏的风险，但是对于 DR 和 DME 发展的影响仍不明确。

（9）血管紧张素转化酶抑制剂

服用肾素 – 血管紧张素系统的降血压药物，包括血管紧张素 II 受体阻滞剂（坎地沙坦和氯沙坦）及血管紧张素转化酶抑制剂（依那普利），对于延缓 DR 进程有独立于它们降血压属性外的额外作用。

（10）遗传因素

研究发现，DM 患者 DR 的发生和恶化并不能完全被已知的风险因素解释说明。临床发现，有一小部分血糖或血压控制不佳的患者并没有发展为 DR，而一部分血糖控制良好并且血压也不高的患者却发生了 DR。DCCT 和 EDIC 研究组称，HbA1c 水平可以解释高达 11% 的 DR 风险，而另外 89% 的风险可由糖尿病与 HbA1c 水平无关的因素来说明。

这些数据显示，其他因素在晚期糖尿病并发症的发展中占据了重要作用，如遗传易感性占据了 PDR 患者 25%~50% 的风险，这也在多项家系研究中被证实。2 型糖尿病的双胞胎（95%）相比于 1 型糖尿病的双胞胎（68%），DR 严重性进展的一致程度更高。DR 患者的兄弟姐妹或者亲戚，发生 DR 的风险是普通人的 3 倍。

DR 的发生发展与以下基因相关，包括染色体 1p、染色体 3 和染色体 9、醛糖还原酶基因、糖化终产物受体基因、转化生长因子 β1 基因、内皮一氧化氮基因、维生素 D 受体基因和胰岛素样生长因子 1 基因。然而这些因素与 DR 的相关性较弱、异质性较大，并且缺乏 DR 表型标准化的人群，样本量较小，故而无法得到有意义的结论。

参考文献

1. 陈雪珍，吴慧华，刘媛媛，等. 糖尿病视网膜病变患病率的 Meta 分析. 中国公共卫生管理，2020，36(4)：460 - 465.

2. 江旭，刘尚全. 3404 例 2 型糖尿病患者视网膜病变患病率及其相关因素分析. 临床荟萃，2020，35(1)：54 - 58.

3. LI J Q，WELCHOWSKI T，SCHMID M，et al. Prevalence, incidence and future projection of diabetic eye disease in Europe：a systematic review and meta-analysis. Eur J

中国医学临床百家

Epidemiol, 2020, 35(1): 11 – 23.

4. GRZYBOWSKI A, BRONA P, LIM G, et al. Artificial intelligence for diabetic retinopathy screening: a review. Eye (Lond), 2020, 34(3): 451 – 460.

5. CHELONI R, GANDOLFI S A, SIGNORELLI C, et al. Global prevalence of diabetic retinopathy: protocol for a systematic review and meta-analysis. BMJ Open, 2019, 9(3): e022188.

6. SIMÓ-SERVAT O, HERNÁNDEZ C, SIMÓ R. Diabetic retinopathy in the context of patients with diabetes. Ophthalmic Res, 2019, 62(4): 211 – 217.

7. YAU J W, ROGERS S L, KAWASAKI R, et al. Meta-analysis for eye disease (META-EYE) study group. Global prevalence and major risk factors of diabetic retinopathy. Diabetes Care, 2012, 35(3): 556 – 564.

8. BANDELLO F, BATTAGLIA PARODI M, LANZETTA P, et al. Diabetic macular edema. Dev Ophthalmol, 2017, 58: 102 – 138.

9. TING D S, CHEUNG G C, WONG T Y. Diabetic retinopathy: global prevalence, major risk factors, screening practices and public health challenges: a review. Clin Exp Ophthalmol, 2016, 44(4): 260 – 277.

10. VUJOSEVIC S, ALDINGTON S J, SILVA P, et al. Screening for diabetic retinopathy: new perspectives and challenges. Lancet Diabetes Endocrinol, 2020, 8(4): 337 – 347.

11. FLAXEL C J, ADELMAN R A, BAILEY S T, et al. Diabetic retinopathy preferred practice pattern ®. Ophthalmology, 2020, 127(1): P66 – P145.

12. COLE J B, FLOREZ J C. Genetics of diabetes mellitus and diabetes complications. Nat Rev Nephrol, 2020, 16(7): 377 – 390.

13. CHO N H, SHAW J E, KARURANGA S, et al. IDF diabetes atlas: global estimates of diabetes prevalence for 2017 and projections for 2045. Diabetes Res Clin Pract, 2018, 138: 271 – 281.

14. SCHMIDT A M. Highlighting diabetes mellitus: the epidemic continues. Arterioscler Thromb Vasc Biol, 2018, 38(1): e1 – e8.

15. HENDRICK A M, GIBSON M V, KULSHRESHTHA A. Diabetic retinopathy.

Prim Care, 2015, 42(3): 451 -464.

16. SONG P, YU J, CHAN K Y, et al. Prevalence, risk factors and burden of diabetic retinopathy in China: a systematic review and meta-analysis. J Glob Health, 2018, 8(1): 010803.

17. 崔晶,任继平,陈东宁,等. 中国北京糖尿病视网膜病变的患病率及危险因素的横断面调查. 英国医学杂志中文版, 2020, 23(2): 80 -84.

18. WANG Q, WANG Y X, WU S L, et al. Ocular axial length and diabetic retinopathy: the Kailuan eye study. Invest Ophthalmol Vis Sci, 2019, 60(10): 3689 - 3695.

19. MA R C W. Epidemiology of diabetes and diabetic complications in China. Diabetologia, 2018, 61(6): 1249 -1260.

（王锦园　徐捷　整理）

糖尿病视网膜病变的基础研究是临床诊治的基石

3. 糖尿病视网膜病变的分子机制错综复杂

DR 的发生发展过程错综复杂，是一种涉及多种细胞、分子的视网膜疾病。高血糖状态下，毛细血管闭塞和毛细血管通透性增加会破坏血 – 视网膜屏障（blood retinal barrier，BRB），导致血管渗漏。血管内皮生长因子在 DR 过程中扮演着重要的角色，既可促进血管渗漏，又可导致新生血管生成。然而，DR 的发病机制至今尚未探索清楚，研究多从细胞因子、炎症反应、Angiopoietin/Tie 系统、氧化应激展开。

（1）细胞因子

1）血管内皮生长因子

血管内皮生长因子（vascular endothelial growth factor，VEGF）是血管生成的关键调节因子，具体包括 7 种分泌型糖蛋白：

VEGF-A、VEGF-B、VEGF-C、VEGF-D、VEGF-E、VEGF-F 和胎盘生长因子（placental growth factor，PLGF）。他们与酪氨酸激酶受体（VEGFR-1、VEGFR-2、VEGFR-3）结合。其中 VEGF-A 结合 VEGFR-1 和 VEGFR-2。

人视网膜多种细胞可合成和分泌 VEGF，包括内皮细胞、周细胞、视网膜神经节细胞、色素上皮细胞，他们分泌的 VEGF 始终保持在较低水平，用以维持视网膜血管的正常生理功能。1994 年，有研究报道称，PDR 患者的眼睛中 VEGF 水平升高。他们将 VEGF 注射到猴眼中，观察到了类似于 NPDR 和 PDR 中异常的视网膜血管。由此科学家们对 VEGF 生理和病理功能展开了广泛研究，并开发了一系列抗 VEGF 药物。

高血糖状态下，VEGF 结合酪氨酸激酶受体及 VEGFR-1、VEGFR-2，两者都可以调节血管生成。其中，VEGFA-VEGFR2 信号在视网膜血管生成和血管渗漏中起着关键作用。VEGF-A 与 VEGFR-2 结合激活几种信号转导分子，包括有丝分裂原激活的蛋白激酶和磷脂酰肌醇 3-激酶（PI3K），进而引发细胞内的一系列级联反应，最终促进细胞增生、迁移和新血管的形成。此外，其还可以干扰内皮细胞间的黏附和紧密连接，致血管通透性增强，引起 BRB 破坏，液体渗漏，造成黄斑区视网膜渗出和水肿，即 DME。

目前，VEGF 抑制剂或抗 VEGF 药物在 DR 引起的 DME 中有显著的疗效，常用的药物有雷珠单抗、贝伐单抗、阿柏西普、康柏西普等。但并非所有患者的反应都很好，且部分患者对抗

VEGF 治疗没有反应。此外，现在的研究开始关注和重视向玻璃体腔内重复注射抗 VEGF 药物带来的有害影响。因此，现在正在研发的新型抗 VEGF 药物，期待可以延长 DR 治疗中的效力和注射间隔。其中，布罗鲁昔单抗（RTH258）因分子量小且在玻璃体内浓度高，有望能降低注射频率。

2）糖基化终末产物

高血糖能够诱导蛋白质非酶糖基化形成，产生糖基化终末产物（advanced glycation end products，AGEs）。细胞内的 AGEs 通过多种机制诱导周细胞丢失、内皮功能障碍、血管炎症、血管生成等。例如，AGEs 与细胞外基质中的关键分子异常交联可以降低血管弹性，增加血管壁的厚度和硬度；AGEs 与受体结合可以激活下游信号通路，导致核因子 κB 易位、生长因子合成、促炎细胞因子和黏附分子水平升高，进而导致细胞功能紊乱；AGEs 与受体结合还可增加视网膜内皮细胞通透性，破坏 BRB 和激活血管内皮细胞，以促进血管出芽和血管新生。

3）其他促血管生成因子

除了依赖 VEGF 的促血管生成因子，还有非依赖 VEGF 的促血管生成因子参与 DR 中新生血管的形成，如促红细胞生成素、碳酸酐酶、胎盘生长因子、基质来源因子，独立于 VEGF 促进新生血管的生成。这些促血管生成因子会导致病理性视网膜血管新生，而非有益的血管重建。例如，促红细胞生成素在高糖水平、氧化应激、炎症反应和某些细胞因子诱导下表达增高。通过与其受体结合发挥促血管生成作用，该过程涉及多种信号传导通路，包括胞外信号调节激酶、Janus 激酶、信号转导及转录激活因子。但在视网膜缺血时，促红细胞生成素也可能具有神经保护作用。

细胞外碳酸酐酶通过增加 pH 值来增加视网膜血管通透性，导致激肽释放酶介导的激肽原蛋白水解激活。在动物研究中，抑制碳酸酐酶可降低视网膜血管通透性。

4）生长激素和胰岛素样生长因子

PDR 患者玻璃体和血清中的胰岛素样生长因子（insulin like growth factor，IGF）明显增多，生长激素和胰岛素样生长因子均可调节视网膜内皮前体细胞功能，在缺氧的刺激下促进视网膜血管生成；IGF-1 还可破坏血–视网膜屏障，增加视网膜血管通透性。

IGF-1 可由视网膜内皮细胞产生。有研究提出，IGF-1 增加仅出现在 PDR 中，其通过促进毛细血管内皮细胞的增生和分化，激活凝血酶原激活物和释放氧自由基，降解视网膜微血管的基底膜，引发 PDR。此外，多个随机对照试验结果显示，皮下注射奥曲肽（生长抑素）可延缓 DR 进展，同时可降低玻璃体积血发生率。

（2）炎症反应

在高血糖的刺激下，视网膜中神经营养因子和炎症介质的平衡被打破，导致视网膜内细胞和神经细胞发生慢性炎症反应，产生血管内皮生长因子、炎症介质的募集，引起血管通透性增加、毛细血管无灌注区形成、神经退行性病变和新生血管形成。

糖尿病患者的炎症细胞因子（TNF-α、IL-6、IL-8）水平显著升高；白细胞黏附增加，其中，白细胞 β_2 整合素（CD11a、CD11b、CD18）水平升高；血管细胞黏附分子（VCAM-1）水平也显著升高。白细胞黏附、浸润致毛细血管闭塞、炎症分子释放，继而损伤血管内皮细胞和神经胶质细胞。

此外，视网膜神经胶质细胞对维持视网膜的结构和正常生理功能也十分重要。高血糖刺激小胶质细胞分泌 TNF-α、IL-6、单核细胞趋化蛋白 1 增多，且 Müller 细胞和星形胶质细胞也参与其中。综上所述，糖尿病患者因长期高血糖刺激，导致视网膜炎症因子、趋化因子水平升高，进而损伤视网膜微血管和神经。但我们推测该效应局限于局部发展，因为目前没有直接证据表明全身感染标志物与糖尿病视网膜病变风险之间存在显著相关性。

（3）Angiopoietin/Tie 系统

促血管生成素-1（Ang-1）和其特异性受体 Tie 对维持正常视网膜的发育和成熟至关重要。Ang-1 与 Tie-2 结合，激活 PI3K/Akt 通路，导致内皮细胞中 FOXO1 磷酸化和失活。总之，该信号通路通过促进内皮细胞生存、抑制内皮细胞凋亡、抑制血管通透性增高、抑制炎症反应来稳定血管完整性。

1997 年，Regeneron 报道了另一种配体 Ang-2，它与 Ang-1 相似，都能与 Tie-2 结合。然而，Ang-2 激活 Tie-2 的能力弱。因此，研究认为 Ang-2 作为 Tie-2 拮抗剂，可对抗 Ang-1/Tie-2 系统介导的血管稳定。研究证实 Ang-2 增加血管生成、血管通透性和炎症反应。高血糖状态、缺氧、VEGF 均使 Ang-2 表达增高，Ang-2 对这类促血管生成、促炎症的刺激因素敏感，而 Ang-2 诱导的 FOXO1 激活还会进一步上调 Ang-2，形成正反馈环。患有 DR、老年性黄斑变性和视网膜静脉阻塞的患者 Ang-2 上调。

迄今为止，研究开发出了一系列 Ang-2 阻滞剂和 Tie-2 激活剂，包括 Tie-2 激活剂 AKB977、抗 Ang-2/VEGFA 双特异性抗体 RG771。动物研究也证实对缺氧性视网膜病变小鼠，注射 Tie-2 的拮抗剂，可抑制视网膜内新生毛细血管的形成。

（4）氧化应激

糖尿病患者的代谢异常，导致体内氧化和抗氧化系统失衡，增加氧化水平——过氧化物的产生增多，减少抗氧化水平——氧化物质的清除减少，最终产生氧化应激。糖尿病患者视网膜及其毛细血管细胞中活性氧（reactive-oxygen species，ROS）水平增高，ROS 是氧化磷酸化和 ATP 合成中的产物。ROS 不断积累，损伤视网膜血管，最终导致 DR。多种途径参与和调控氧化应激的产生，如蛋白激酶 C（protein kinase C，PKC）途径、多元醇途径、己糖胺途径及线粒体和内质网应激。

1）PKC 途径

PKC 是色/苏氨酸激酶家族的一员，参与特异性激素、神经元和生长因子的信号传导。高血糖导致 ROS 水平增高，并通过 AGEs-AGEs、多元醇途径，间接活化 PKC；同时，糖尿病患者体内，过多的葡萄糖使糖酵解代谢增加，二酰基甘油合成增加，激活了 PKC。

PKC 的激活使视网膜 PDGF-B 链表达增强，内皮素-1 增加，从而促进视网膜血管收缩、血流减慢、局部组织缺血缺氧。研究表明，PKC 还能导致基质蛋白和血管活性介质的表达增加，通过调节视网膜血流增加、周细胞凋亡、基底膜增厚等使得视网膜血管结构和功能改变。

2）多元醇途径

多元醇途径是一种次要的葡萄糖代谢途径，又称山梨醇 – 醛糖还原酶途径。一般情况下，醛糖还原酶对葡萄糖的亲和力很低，只有极少量的葡萄糖经此途径代谢。糖尿病患者在长期高血糖的刺激下，葡萄糖被醛糖还原酶转化为山梨醇，山梨醇不易通过细胞膜，在细胞内大量积聚，细胞内渗透压升高，造成周细胞渗透性损伤。这种渗透性损伤可增加神经元凋亡及胶质纤维酸性蛋白 – 星形胶质细胞衰减。在多元醇途径的第二步，会生成果糖，磷酸化后形成果糖-3-磷酸和 3-脱氧葡萄糖醛酮，可导致 AGEs 产生。

此外，多元醇途径能使抗氧化失衡。葡萄糖转化为山梨醇时，还原型烟酰胺腺嘌呤二核苷酸磷酸（NADPH）含量减低，而 NADPH 是还原型谷胱甘肽（GSH）再生的必须物质，因此影响 GSH 和 NO 的产生，从而导致抗氧化途径的失衡。

3）己糖胺途径

己糖胺途径是一种营养传感途径，影响胰岛素的抵抗。糖尿病患者的代谢异常可引起己糖胺途径过度活化；而己糖胺途径的活化可刺激线粒体内 ROS 的过量产生，加重氧化应激。此外，过度活化的已糖胺途径还可阻断高血糖诱导的转化生长因子-α、转化生长因子-β_1和纤溶酶原激活因子抑制物转录增加。

4）线粒体和内质网应激

线粒体是 ROS 的主要来源，也是 ROS 损伤机体的主要靶细胞器。糖尿病不仅通过氧化应激损伤 mtDNA，还通过氧化修饰 DNA 改变线粒体 DNA 修复系统，导致线粒体蛋白表达改变、膜电位异常。

内质网应激在糖尿病微血管、视网膜炎症及凋亡中扮演着重要的角色。应用减轻内质网应激的化学试剂 4-苯酚丁酸，可显著减少视网膜炎症，缓解视网膜血管渗漏。在高糖刺激下的视网膜血管内皮细胞中，缓解内质网应激或者抑制 ATF4 活性将减少炎症因子 ICAM-1、TNF-α 和 VEGF 的表达。

综上所述，DR 的致病因素繁复、发病机制错综复杂，是糖尿病患者失明最主要的原因。虽然对 DR 的分子机制进行了广泛的研究，也取得了一定的成果，但其确切的发病机制尚待进一步深入研究。DR 病情的严重程度与体内高血糖状态紧密相关，早发现、早诊断、早治疗对视网膜病变的发展和降低致盲率至关重要。

DR 的治疗策略旨在处理微血管并发症，包括玻璃体内药物、激光光凝和玻璃体手术。其中，玻璃体腔内注射抗 VEGF 药物可以改善视力，减少眼部不良反应，仍然是主要治疗方法，而激光治疗通常只能稳定视力。但有研究发现抗 VEGF 治疗仅在 DR 的晚期有效，由于需要定期向玻璃体腔内注射药物，可能产生有害影响。因此，需要从不同的作用机制入手，开展新疗法，从而弥补激光治疗和抗 VEGF 治疗的不足。

4. 微血管异常是糖尿病视网膜病变主要的病理改变

视网膜毛细血管由内皮细胞、基底膜和周细胞三个部分共同组成。周细胞和内皮细胞结构和功能的完整性，是维持视网膜毛细血管稳定性的前提。其中，视网膜周细胞起源于神经嵴，与大血管的平滑肌相似；周细胞具有收缩功能，可以调节视网膜血管局部的血流量和血管通透性。周细胞还为毛细血管提供结构支持，通过接触抑制也对内皮细胞的增生起到抑制作用。内皮细胞之间则以紧密连接的方式相互连接，构成了 BRB 中内屏障的重要部分。

视网膜神经血管单位是指血管内皮细胞与周细胞、胶质细胞、神经元和视网膜免疫细胞之间相互依赖、相互作用的一个单位。正常的视网膜功能维持依赖于内部视网膜血管与神经元、胶质细胞（星形胶质细胞和 Müller 细胞）和周细胞之间的相互作用。例如，内皮细胞通过血小板衍生生长因子 B 亚单位（PDGFB）信号招募周细胞，周细胞维系内皮的屏障功能。

DR 的基本病理改变包括以下几个部分：①周细胞的丢失；②基底膜的增厚；③微血管瘤的形成；④内皮细胞的增生；⑤新生血管的形成。其中，最早出现的病理改变是周细胞的丢失，病变早期可无任何眼部症状。随着 DR 的逐渐发展，可以出现视物模糊、视力下降、视物遮挡、眼前黑影、视物变形等症状。

（1）NPDR 的病理改变

NPDR 属于 DR 的早期阶段，其特点是视网膜血流和血管通透性改变、基底膜增厚、周细胞丢失和无细胞毛细血管形成。这个阶段患者可能无症状，但眼底照相可以检测到视网膜病变，如微血管瘤、出血、硬性渗出。根据这些症状的严重程度，可将其分为轻度、中度、重度。轻度是指散瞳后眼底仅见微血管瘤。中度不仅有微血管瘤，还有其他眼底表现（如出血、硬性渗出、棉絮斑），但比重度轻。重度指还未出现 NPDR，但有以下任意一项临床表现：①4 个象限每个都有 >20 个的视网膜内出血；② >2 个象限有明确的静脉串珠状改变；③ >1 个象限有显著的视网膜微血管异常。

在高糖状态下，毛细血管被动扩张形成短路血管，相邻毛细血管血流减少，毛细血管的细胞减少或消失，形成无细胞性毛细血管。无细胞性毛细血管不断增多，视网膜出现无灌注区，这也是 NPDR 的一大特点，毛细血管无灌注是缺血和缺氧的病理基础。

微动脉瘤是 DR 最早的临床症状。视网膜局部血流动力学异常、毛细血管缺血促进微动脉瘤的形成。临床表现为毛细血管气球状扩增，血管壁因失去周细胞的支持而受损。微动脉瘤的出血和液体的渗漏导致局部水肿，当再吸收时，可在视网膜神经纤维层留下脂质沉积（硬性渗出）。点状出血是由于毛细血管阻塞，常伴有棉絮斑发生，而棉絮斑是由局部神经元梗死引起的。

（2）PDR 的病理改变

随着缺血的增加，病变后期由于血管闭塞和功能障碍，局部视网膜缺氧缺血，在多种促血管生成因子、炎症因子、细胞因子的调控下，驱动视网膜新生血管形成，进入 PDR 期。PDR 产生新生血管的发病机制十分复杂，目前也尚无统一定论。

随着病变进展，新生血管易出血、机化形成条索，引发牵拉性视网膜脱离，严重损害视功能。散瞳后眼底可见新生血管形成或玻璃体积血/视网膜前出血，即可判定进入 PDR 期。研究发现，患糖尿病 25 年后，PDR 的患病率接近 50%，大部分 1 型糖尿病患者约 10 年后会出现 PDR。

（3）DME 的病理改变

DME 是 DR 的常见并发症，其病理特点是 BRB 的破坏引起液体积聚在神经视网膜中，导致视网膜增厚和黄斑囊样改变。

DME 既可以发生在 NPDR 时期，也可以发生在 PDR 时期，临床表现为视力下降、视物变形、视物扭曲。事实上，DME 虽然在 DR 的基础上发生，但又相对独立，其发生与 DR 病变严重程度密切相关，随着病变不断加重，发生 DME 的风险越来越高。研究认为，DME 导致的视力下降与 OCT 扫描下视网膜增厚的位置和范围有关，也与荧光素眼底血管造影（fundus fluorescein angiography，FFA）评估的视网膜血管通透性和灌注有关。

DME 根据是否累及直径 1 mm 的中心凹区域分为未累及中心凹的 DME 和累及中心凹的 DME。早期治疗 DR 研究评估了累及中心凹的 DME，与未累及中心凹的 DME 相比，累及中心凹的 DME 发生中度视力丧失的风险要高近 10 倍。

对 DME 有很多种检查方法，其中 OCT 可以显示视网膜增厚的程度，黄斑中心凹厚度正常是 145～170 μm，171～250 μm 是轻度水肿，251～400 μm 是中度水肿，400 μm 以上是重度水肿。而FFA 在检测血管屏障方面敏感，能显示渗漏的轻重。联合应用OCT 和 FFA，有助于 DME 的早期诊断并指导治疗。

DR 是发达国家患者失明的首要原因。全球糖尿病患者增长数据显示，DR 和 DME 今后将继续成为患者视力丧失和相关功能损害的主要因素。因此，对 DME 患者进行早诊断，探索有效的治疗方法，避免视功能的丧失，改善患者的生活质量，将成为我们共同努力的目标。

5. 动物模型为糖尿病视网膜病变的新疗法和药物筛选提供了良好的工具

DR 详细的损伤机制目前尚不清楚，动物模型的使用可以在活体上对 DR 的病因进行研究，同时也在 DR 的药物研究和开发中发挥巨大作用。DR 动物模型包括小鼠、大鼠、狗、猴、猪、斑马鱼等，它们的视网膜与人类相似，尤其是有相对精细复杂的血管网，可成为 DR 研究的动物模型。啮齿类动物模型是目前最常用的 DR 动物模型，具有易于操作、价格便宜、生殖周期短、与人类的遗传背景相似等优点。

根据造模方法，主要将 DR 动物模型分为诱发性动物模型和自发性动物模型。其中诱发性动物模型的造模方式包括饮食诱导、胰腺切除、药物诱导等。饮食诱导的主要方式为高脂饮食、高糖饮食及半乳糖过量饮食等。半乳糖诱导的狗模型中，只发生血液中的己糖浓度升高而不引起其他新陈代谢的异常，但是其造模时间长，价格较昂贵。此外，有研究通过每隔一天将斑马鱼浸泡在 2% 葡萄糖溶液中，连续 28 天，诱导高血糖及 DR 的发生。

药物诱导法为目前 DR 动物模型最常用的造模方法，具有用药后发病迅速、造模时间短等优势。诱导 DR 动物模型的常用化学药物包括四氧嘧啶（alloxan，ALX）和链脲佐菌素（streptozocin，STZ），ALX 和 STZ 诱导形成的实验动物为胰岛素依赖型糖尿病模型。ALX 可通过抑制胰腺 β 细胞葡萄糖激酶（GCK）的分泌选择性地降低胰岛素敏感性，还可通过诱导活性氧的产生引发胰腺 β 细胞的坏死，导致胰岛素分泌减少、血糖升高和酮症。ALX 可导致肝脏和肾脏的中毒性损伤和酮症，模型死亡率高，部分 ALX 诱导的糖尿病模型出现自发性缓解，模型稳定性差。STZ 诱导 DNA 烷基化，使胰腺 β 细胞受到氧化损伤，影响其分泌胰岛素，造成血胰岛素下降进而血糖升高，形成糖尿病。STZ 对组织的毒性作用小，造模成功率高，重复性好，死亡率低，故 STZ 诱导的小鼠模型是相对理想的糖尿病视网膜病变的动物模型，目前该类动物模型也在 DR 的发病机制研究及药理学实验中得到了广泛的应用。STZ 诱导的 DR 动物模型有剂量依赖性，可根据实验要求，改变建模过程中的给药剂量、给药途径及是否需要胰岛素的补充来获得不同类型的 DR 动物模型。大剂量注射时，由于直接造成胰岛

β 细胞广泛坏死，从而能够引起速发型糖尿病；多次小剂量的 STZ 则引起迟发型糖尿病。实验中部分动物可对 STZ 产生抵抗，无法达到高血糖状态，所以应注意检测小鼠的血糖状态，及时排除掉无法形成高血糖症的动物，以保证实验结果真实可靠。

另一种较常用的动物模型是高脂/高糖饮食联合 STZ 诱导的 2 型糖尿病动物模型，高脂饮食诱导胰岛素抵抗，随后给予 STZ 破坏胰腺 β 细胞，该方法缩短了单纯饮食诱导所需的时间，可用于 2 型糖尿病发病机制的研究及药物筛选。有研究表明，高脂/高乳糖/低剂量 STZ 诱导的大鼠模型在 20 周出现了白内障和失明的表现，视网膜的横切面显示存在糖尿病视网膜病变的特征，包括视网膜实质增厚和病理性新生血管，实质内存在内皮细胞标志物（CD31）。2021 年的一项研究将高脂高糖饮食联合 STZ 诱导的 2 型糖尿病大鼠模型与 STZ 诱导的 1 型糖尿病大鼠模型进行比较，在 4 个月时，1 型糖尿病大鼠没有检测到视网膜病变，2 型糖尿病大鼠有明显的视网膜病变，它们的线粒体拷贝数较低，mtDNA 和 Rac1 启动子 DNA 甲基化加剧；在 6 个月时，2 型糖尿病和 1 型糖尿病大鼠的视网膜病变相当，提示肥胖加剧了高血糖诱导的表观遗传修饰，加速了线粒体损伤和糖尿病视网膜病变。

某些品系的小鼠或大鼠会自发表现出高血糖的特点，称为自发性动物模型或遗传性动物模型。db/db 小鼠是一种自发性 2 型糖尿病模型，与 4 号染色体上基因的隐性突变有关。db/db 小鼠在 8 周时开始出现高血糖，18 周时发生血 - 视网膜屏障破裂和视网膜微血管渗漏。因此，18 周龄的 db/db 小鼠是一个很好的 2 型糖尿病模型，可用于糖尿病视网膜病变的预防性研究。ob/ob 小鼠是一种携带 ob/ob 瘦素基因突变的小鼠品系，会自发形成 2 型糖尿病、高胆固醇血症、高甘油三酯血症和胰岛素抵抗。通过光学相干断层扫描/光学微血管造影，对视网膜进行 3D 容积血管造影，提示 ob/ob 小鼠的视网膜微血管网与人类的 DR 存在一定的相似性。6 周龄的 ob/ob 小鼠出现视网膜微血管改变、早期视网膜神经变性和炎症反应，提示 ob/ob 小鼠可用于早期糖尿病视网膜病变的研究。

1 型糖尿病研究中使用的主要动物模型包括 Ins2Akita 小鼠、NOD 小鼠和 BB 大鼠。Ins2Akita 小鼠是一种自发性的 1 型糖尿病模型，它携带了位于 7 号染色体上的胰岛素 2 基因的点突变，造成了蛋白质的构象改变，导致胰腺 β 细胞毒性和功能障碍。该模型可表现为在 4 周龄时就出现高血糖；高血糖 12 周后，随着糖尿病持续时间的增加，视网膜血管通透性增加，毛细血管退化，星形胶质细胞和小胶质细胞形态发生改变。此外，还有视网膜细胞凋亡增加，并伴有内网状层和内核层厚度明显变薄，在患糖尿病的前 3 个月表现出视网膜 RGCs 的缺失，以及存活细胞的形态发生显著改变。随着疾病的进展，Ins2Akita 小鼠的神经视网膜和视网膜色素上皮中出现炎症反应和促血管生成因子、抗血管生成因子的不平衡表达。该模型可用于探索 DR 发生及早期进展的分子机制，且 RGCs 在较短时间内（4 ~ 5 个月）可量化损失，是评价药物神经保护作用的理想模型。

BB 大鼠和 NOD 小鼠均出现多尿、糖尿、体重减轻和胰腺内朗格汉斯细胞浸润，与人类疾病有相似的特征。BB 大鼠模型源于20 世纪 70 年代由近亲繁殖的 Wistar 大鼠品系，可应用于 1 型糖尿病所致 DR 的研究，该模型在 8 ~ 11 个月时出现视网膜病变、周细胞丢失、毛细血管变性和微动脉瘤。NOD 小鼠起源于 20 世纪 80 年代 CTS 株的近亲繁殖，NOD 小鼠在 12 周时发生自发性高血糖，血糖升高 4 周后就开始出现周细胞、内皮细胞和 RGCs 凋亡，视网膜毛细血管基底膜增厚，约 4 个月可检测到大血管收缩和退行性变，以及微血管异常。

糖尿病的遗传模型在 DR 研究中得到了广泛的关注，因为它们具有高度的可重复性，并且可以对并发症进行纵向研究，为测试新疗法和药物筛选提供了良好的工具。不同的动物模型有着不同的特点，研究成功与否很大程度上取决于选择合适的动物模型。选择 DR 动物模型时需要考虑的关键特征包括：动物模型视觉系统的结构和生化特征；模型的可用性和成本；可用于疾病鉴定和验证的方法；病理改变的时间进程；伦理道德和法律问题。

6. 糖尿病视网膜病变的发生由多种因素介导

糖尿病视网膜病变的发生由多种因素介导。大量研究表明，DR 的发生发展不仅与环境因素相关，还与遗传因素有着密切的关系。

VEGF 基因是 DR 的主要易感基因。人类 VEGF 基因由 7 个内含子和 8 个外显子组成，位于人类染色体 6p21.3，其具有高度多态性，是目前 DR 候选基因中被发现单核苷酸多态性最多的基因，单核苷酸多态性是影响 VEGF 蛋白表达的主要因素。缺氧和高血糖均是 VEGF 蛋白表达增强的主要刺激因素。VEGF 诱导血管生成，可导致 PDR。有多项研究表明，VEGF 基因与 DR 的易感性相关。例如，VEGF 基因启动子区-2549 位点的 18bp 片段插入/删除（I/D）多态性与糖尿病视网膜血管生成有关。

晚期糖基化终产物受体（receptor for advanced glycation end products，RAGE）基因位于人类染色体 6p21.3 的主要组织相容性复合体位点Ⅲ区，编码免疫球蛋白家族受体的多配体成员。DR 相关细胞损伤是由固有免疫细胞小胶质细胞和 Müller 胶质细胞驱动的。RAGE 是其表面的一种模式识别受体，可以调节固有免疫，如细胞因子释放和免疫细胞激活。在糖尿病患者中，高血糖可导致非酶蛋白的糖基化和晚期 AGEs 形成。糖尿病患者 AGEs 在视网膜血管和上皮细胞中大量积累，被证实与 DR 的发生发展有关。AGEs 诱导氧化应激、黏附分子的表达和细胞因子的产生，所有这些效应都可以促进视网膜微血管的高凝和缺氧状态，并可刺激 PDR 新生血管的生成。对 RAGE 基因敲除小鼠的研究表明，RAGE$^{-/-}$ 对许多视网膜病变具有保护作用，特别是那些与先天免疫反应相关的病变。抑制 RAGE 可能是预防糖尿病视网膜病变的一种治疗选择。

多元醇通路是高血糖导致糖尿病并发症的主要代谢途径，是DR 发病的重要机制之一，醛糖还原酶（aldose reductase，AR）是多元醇通路的限速酶。研究表明，抑制大鼠视网膜 AR，可延迟STZ 诱导的糖尿病大鼠糖尿病视网膜病变的过程。人类的 AR 基因全长约 18 kb，含 10 个外显子和 9 个内含子，该基因定位于 7 号染色体 q35，是目前最受重视的 DR 候选基因。一项针对印度人口的研究表明，AR 基因-106 C > T 多态性与 DR 的发病年龄和疾病进展具有相关性。

　　此外，炎症反应是 DR 重要的发生发展机制，DR 患者房水中各类白细胞介素表达水平均明显升高，包括 IL-1、IL-6、IL-8、IL-10 等。IL-10 的转录起始位点位于上游约 1.3 kb 处的启动子区域，其具有多种正负调控序列，启动子区有多种单核苷酸多态性。针对中国人群的研究发现，IL-10-1082（G/A）多态性与 PDR 风险降低相关。一项针对中国北部 2 型糖尿病人群的研究发现，IL-8-251（T/A）基因型与 DR 和 PDR 密切相关，而 IL-10-1596（C/T）是 DR 的有益基因型。STZ 诱导的大鼠模型研究发现 IL-10-592（C/A）基因多态性与 DR 易感性相关，提示该基因多态性可能是 DR 的危险因素。

　　近几年来，越来越多的基因被发现与 DR 易感性相关。Minako Imamura 对日本 2 型糖尿病患者进行全基因组关联研究，发现了与 DR 易感性有关的两个新的 SNP 位点——STT3B 和 PALM2，以及一个新的基因 *EHD3*。肾酶（renalase，RNLS）是一种具有单胺氧化酶活性的酶，是代谢循环中的儿茶酚胺，Buraczynska 等的研究提示 *RNLS* 基因 rs2296545 多态性可能是 2 型糖尿病患者糖尿病视网膜病变的危险因素。*PRMT1* 基因的 rs3745468 单核苷酸多态性与 2 型糖尿病患者 PDR 发病率的增加有关，可能是通过改变 PRMT1 水平参与了 HIF-1 依赖的缺氧途径。Rho-GTP 酶激活蛋白 22（*ARHGAP22*）基因位于人类染色体 10q11.22，其编码的 ARHGAP22 参与内皮细胞血管生成并能增加毛细血管通透性，一项针对中国台湾人群的研究报道 *ARHGAP22* 是与 DR 相关的一个新的候选基因；针对中国汉族人群的研究也表明了 *ARHGAP22* 与 DR 的易感性相关。

其他与 DR 易感性相关的基因还包括激酶插入区受体基因、维生素 D 受体基因、一氧化氮合酶基因、亚甲基四氢叶酸还原酶基因、精氨酸酶基因等。DR 易感性与多种基因的基因多态性相关，且基因多态性与环境因素存在相互作用。在个体中识别这些变异，并采取一定的预防措施，对控制 DR 的发生发展具有重要意义。随着基因研究的发展，未来针对不同 DR 易感基因的预防手段、治疗方式的探索等仍需要各国科学家共同努力，深入研究。

参考文献

1. KOCH S, CLAESSON-WELSH L. Signal transduction by vascular endothelial growth factor receptors. Cold Spring Harb Perspect Med, 2012, 2(7)：a006502.

2. ZHONG Q, KOWLURU R A. Epigenetic changes in mitochondrial superoxide dismutase in the retina and the development of diabetic retinopathy. Diabetes, 2011, 60(4)：1304 – 1313.

3. HOLZ F G, DUGEL P U, WEISSGERBER G, et al. Single-chain antibody fragment VEGF inhibitor RTH258 for neovascular age-related macular degeneration: a randomized controlled study. Ophthalmology, 2016, 123(5): 1080 – 1089.

4. XU J, CHEN L J, YU J, et al. Involvement of advanced glycation end products in the pathogenesis of diabetic retinopathy. Cell Physiol Biochem, 2018, 48(2): 705 – 717.

5. KUSUHARA S, FUKUSHIMA Y, OGURA S, et al. Pathophysiology of diabetic retinopathy: the old and the new. Diabetes Metab J, 2018, 42(5): 364 – 376.

6. WANG W, LO A C Y. Diabetic retinopathy: pathophysiology and treatments. Int J Mol Sci, 2018, 19(6): 1816.

7. XU J, CHEN L J, YU J, et al. Involvement of advanced glycation end products in the pathogenesis of diabetic retinopathy. Cell Physiol Biochem, 2018, 48(2): 705 – 717.

8. WATANABE D, SUZUMA K, MATSUI S, et al. Erythropoietin as a retinal angiogenic factor in proliferative diabetic retinopathy. N Engl J Med, 2005, 353(8): 782 – 792.

9. MOHAMED Q, GILLIES M C, WONG T Y. Management of diabetic retinopathy: a systematic review. JAMA, 2007, 298(8): 902 – 916.

10. MAISONPIERRE P C, SURI C, JONES P F, et al. Angiopoietin-2, a natural antagonist for Tie2 that disrupts in vivo angiogenesis. Science, 1997, 277(5322): 55 – 60.

11. YAO D, TAGUCHI T, MATSUMURA T, et al. High glucose increases angiopoietin-2 transcription in microvascular endothelial cells through methylglyoxal modification of mSin3A. J Biol Chem, 2007, 282(42): 31038 – 31045.

12. TONADE D, LIU H, KERN T S. Photoreceptor cells produce inflammatory mediators that contribute to endothelial cell death in diabetes. Invest Ophthalmol Vis Sci, 2016, 57(10): 4264 – 4271.

13. REGULA J T, LUNDH VON LEITHNER P, FOXTON R, et al. Targeting key angiogenic pathways with a bispecific CrossMAb optimized for neovascular eye diseases. EMBO Mol Med, 2019, 11(5): e10666.

14. SAHARINEN P, EKLUND L, ALITALO K. Therapeutic targeting of the

中国医学临床百家

angiopoietin-TIE pathway. Nat Rev Drug Discov, 2017, 16(9): 635 – 661.

15. SHEN J, FRYE M, LEE B L, et al. Targeting VE-PTP activates TIE2 and stabilizes the ocular vasculature. J Clin Invest, 2014, 124(10): 4564 – 4576.

16. CAMPOCHIARO P A, KHANANI A, SINGER M, et al. Enhanced benefit in diabetic macular edema from AKB-9778 Tie2 activation combined with vascular endothelial growth factor suppression. Ophthalmology, 2016, 123(8): 1722 – 1730.

17. CHEUNG N, MITCHELL P, WONG T Y. Diabetic retinopathy. Lancet, 2010, 376(9735): 124 – 136.

18. 邱莎, 王天铭, 逄冰, 等. 糖尿病视网膜病变发病机制及治疗的研究进展. 医学综述, 2021, 27(21): 4285 – 4291.

19. KANG Q, YANG C. Oxidative stress and diabetic retinopathy: molecular mechanisms, pathogenetic role and therapeutic implications. Redox Biol, 2020, 37: 101799.

20. MAHAJAN N, ARORA P, SANDHIR R. Perturbed biochemical pathways and associated oxidative stress lead to vascular dysfunctions in diabetic retinopathy. Oxid Med Cell Longev, 2019, 2019: 8458472.

21. WU M Y, YIANG G T, LAI T T, et al. The oxidative stress and mitochondrial dysfunction during the pathogenesis of diabetic retinopathy. Oxid Med Cell Longev, 2018, 2018: 3420187.

22. SAHAJPAL N S, GOEL R K, CHAUBEY A, et al. Pathological perturbations in diabetic retinopathy: hyperglycemia, AGEs, oxidative stress and inflammatory pathways. Curr Protein Pept Sci, 2019, 20(1): 92 – 110.

23. MADSEN-BOUTERSE S A, ZHONG Q, MOHAMMAD G, et al. Oxidative damage of mitochondrial DNA in diabetes and its protection by manganese superoxide dismutase. Free Radic Res, 2010, 44(3): 313 – 321.

24. LECHNER J, O'LEARY O E, STITT A W. The pathology associated with diabetic retinopathy. Vision Res, 2017, 139: 7 – 14.

25. ANTONETTI D A, SILVA P S, STITT A W. Current understanding of the molecular and cellular pathology of diabetic retinopathy. Nat Rev Endocrinol, 2021, 17

（4）：195 – 206.

26. FEHÉR J, TAURONE S, SPOLETINI M, et al. Ultrastructure of neurovascular changes in human diabetic retinopathy. Int J Immunopathol Pharmacol, 2018, 31：394632017748841.

27. SCANLON P H, ALDINGTON S J, STRATTON I M. Epidemiological issues in diabetic retinopathy. Middle East Afr J Ophthalmol, 2013, 20（4）：293 – 300.

28. KLEIN R, KNUDTSON M D, LEE K E, et al. The Wisconsin Epidemiologic Study of Diabetic Retinopathy：XXII the twenty-five-year progression of retinopathy in persons with type 1 diabetes. Ophthalmology, 2008, 115（11）：1859 – 1868.

29. Diabetic Retinopathy Clinical Research Network, BROWNING D J, GLASSMAN A R, et al. Relationship between optical coherence tomography-measured central retinal thickness and visual acuity in diabetic macular edema. Ophthalmology, 2007, 114（3）：525 – 536.

30. GARDNER T W, LARSEN M, GIRACH A, et al. Diabetic macular oedema and visual loss：relationship to location, severity and duration. Acta Ophthalmol, 2009, 87（7）：709 – 713.

31. 杨晓静, 徐惠, 格日勒. 糖尿病黄斑水肿的综合研究进展. 中国民族医药杂志, 2019, 25（5）：43 – 46.

32. GLEESON M, CONNAUGHTON V, ARNESON L S. Induction of hyperglycaemia in zebrafish（Danio rerio）leads to morphological changes in the retina. Acta Diabetol, 2007, 44（3）：157 – 163.

33. ENGERMAN R L, KERN T S. Experimental galactosemia produces diabetic-like retinopathy. Diabetes, 1984, 33（1）：97 – 100.

34. 王麒雲, 张新媛, 林潇. 糖尿病视网膜病变病理机制研究中的模式动物选择. 国际眼科纵览, 2021, 45（5）：449 – 454.

35. RERUP C C. Drugs producing diabetes through damage of the insulin secreting cells. Pharmacological reviews, 1970, 22（4）：485 – 518.

36. JUNOD A, LAMBERT A E, STAUFFACHER W, et al. Diabetogenic action of streptozotocin：relationship of dose to metabolic response. J Clin Invest, 1969, 48（11）：

2129 – 2139.

37. 刘倩, 李霞辉, 张学梅. 2 型糖尿病小鼠模型的研究进展. 中国临床药理学与治疗学, 2013, 18(10): 1196 – 1200.

38. FENG A L, XIANG Y Y, GUI L, et al. Paracrine GABA and insulin regulate pancreatic alpha cell proliferation in a mouse model of type 1 diabetes. Diabetologia, 2017, 60(6): 1033 – 1042.

39. WANG C F, YUAN J R, QIN D, et al. Protection of tauroursodeoxycholic acid on high glucose-induced human retinal microvascular endothelial cells dysfunction and streptozotocin-induced diabetic retinopathy rats. J Ethnopharmacol, 2016, 185: 162 – 170.

40. 王彤, 周国用, 汤秀群, 等. 链脲佐菌素和高脂肪饲料诱导的实验性 2 型糖尿病小鼠模型. 中国糖尿病杂志, 2000, 8(2): 48 – 49.

41. BARRIÈRE D A, NOLL C, ROUSSY G, et al. Combination of high-fat/high-fructose diet and low-dose streptozotocin to model long-term type-2 diabetes complications. Sci Rep, 2018, 8(1): 424.

42. KOWLURU R A. Retinopathy in a diet-induced type 2 diabetic rat model and role of epigenetic modifications. Diabetes, 2020, 69(4): 689 – 698.

43. JO D H, CHO C S, KIM J H, et al. Animal models of diabetic retinopathy: doors to investigate pathogenesis and potential therapeutics. J Biomed Sci, 2013, 20(1): 38.

44. TANG L, ZHANG Y, JIANG Y, et al. Dietary wolfberry ameliorates retinal structure abnormalities in db/db mice at the early stage of diabetes. Exp Biol Med (Maywood), 2011, 236(9): 1051 – 1063.

45. ZHI Z, CHAO J R, WIETECHA T, et al. Noninvasive imaging of retinal morphology and microvasculature in obese mice using optical coherence tomography and optical microangiography. Invest Ophthalmol Vis Sci, 2014, 55(2): 1024 – 1030.

46. LEE V K, HOSKING B M, HOLENIEWSKA J, et al. BTBR ob/ob mouse model of type 2 diabetes exhibits early loss of retinal function and retinal inflammation followed by late vascular changes. Diabetologia, 2018, 61(11): 2422 – 2432.

47. PEARSON J A, WONG F S, WEN L. The importance of the Non Obese Diabetic (NOD) mouse model in autoimmune diabetes. J Autoimmun, 2016, 66: 76 – 88.

48. ARAÚJO R S, SILVA M S, SANTOS D F, et al. Dysregulation of trophic factors contributes to diabetic retinopathy in the Ins2^{Akita} mouse. Experimental eye research, 2020, 194: 108027.

49. ROBINSON R, BARATHI V A, CHAURASIA S S, et al. Update on animal models of diabetic retinopathy: from molecular approaches to mice and higher mammals. Dis Model Mech, 2012, 5(4): 444 – 456.

50. JACKSON R, RASSI N, CRUMP T, et al. The BB diabetic rat. Profound T-cell lymphocytopenia. Diabetes, 1981, 30(10): 887 – 889.

51. 王娇娇, 李苗, 史平玲, 等. 糖尿病视网膜病变动物模型研究进展. 中国实验动物学报, 2021, 29(5): 681 – 688.

52. 包敏, 蔺晓慧. 糖尿病视网膜病变易感性与相关基因多态性研究进展. 国际眼科杂志, 2021, 21(2): 262 – 265.

53. YANG X, DENG Y, GU H, et al. Candidate gene association study for diabetic retinopathy in Chinese patients with type 2 diabetes. Mol Vis, 2014, 20: 200 – 214.

54. KHAN S Z, AJMAL N, SHAIKH R. Diabetic retinopathy and vascular endothelial growth factor gene insertion/deletion polymorphism. Can J Diabetes, 2020, 44 (3): 287 – 291.

55. MCVICAR C M, WARD M, COLHOUN L M, et al. Role of the receptor for advanced glycation endproducts (RAGE) in retinal vasodegenerative pathology during diabetes in mice. Diabetologia, 2015, 58(5): 1129 – 1137.

56. WANG X L, YU T, YAN Q C, et al. AGEs promote oxidative stress and induce apoptosis in retinal pigmented epithelium cells RAGE-dependently. J Mol Neurosci, 2015, 56(2): 449 – 460.

57. KUMAR M P, SANKESHI V, NAIK R R, et al. The inhibitory effect of Isoflavones isolated from Caesalpinia pulcherrima on aldose reductase in STZ induced diabetic rats. Chem Biol Interact, 2015, 237: 18 – 24.

58. 樊维, 谢琳. 糖尿病视网膜病变易感基因的研究进展. 眼科新进展, 2016, 36(2): 190 – 193.

59. KAUR N, VANITA V. Association of aldose reductase gene (AKR1B1)

polymorphism with diabetic retinopathy. Diabetes Res Clin Pract, 2016, 121: 41 −48.

60. LIU L, ZHENG J, XU Y, et al. Association between interleukin- 10 gene rs1800896 polymorphism and diabetic retinopathy in a Chinese Han population. Biosci Rep, 2019, 39(4): BSR20181382.

61. DONG L, BAI J, JIANG X, et al. The gene polymorphisms of IL-8(-251T/A) and IP-10(-1596C/T) are associated with susceptibility and progression of type 2 diabetic retinopathy in northern Chinese population. Eye (Lond), 2017, 31(4): 601 −607.

62. DONG H, LI Q, WANG M, et al. Association between IL-10 gene polymorphism and diabetic retinopathy. Med Sci monit, 2015, 21: 3203 −3208.

63. IMAMURA M, TAKAHASHI A, MATSUNAMI M, et al. Genome-wide association studies identify two novel loci conferring susceptibility to diabetic retinopathy in Japanese patients with type 2 diabetes. Hum Mol Genet, 2021, 30(8): 716 −726.

64. BURACZYNSKA M, GWIAZDA-TYNDEL K, DROP B, et al. Renalase gene Glu37Asp polymorphism affects susceptibility to diabetic retinopathy in type 2 diabetes mellitus. Acta Diabetol, 2021, 58(12): 1595 −1602.

65. IWASAKI H, SHICHIRI M. Protein arginine N-methyltransferase 1 gene polymorphism is associated with proliferative diabetic retinopathy in a Japanese population. Acta Diabetol, 2022, 59(3): 319 −327.

66. HUANG Y C, LIN J M, LIN H J, et al. Genome-wide association study of diabetic retinopathy in a Taiwanese population. Ophthalmology, 2011, 118 (4): 642 −648.

67. LI R, CHEN P, LI J, et al. Association of ARHGAP22 gene polymorphisms with the risk of type 2 diabetic retinopathy. J Gene Med, 2017, 19(6/7).

68. BURACZYNSKA M, ZAKROCKA I. Arginase gene polymorphism increases risk of diabetic retinopathy in type 2 diabetes mellitus patients. J Clin Med, 2021, 10(22): 5407.

（赵汉卿 邵蕾 李浩雯 整理）

糖尿病视网膜病变的临床特征

7. 掌握不同时期糖尿病视网膜病变的临床特征至关重要

糖尿病是当今威胁全球人类的慢性代谢性疾病之一，而 DR 是糖尿病视网膜微血管损害引起的一系列典型病变，是一种影响视力甚至具有致盲性的慢性进行性疾病，也是发达国家劳动力人群（20~74 岁）中最重要的致盲性眼病。随着糖尿病筛查的普及、诊断窗口的前移，以眼部症状首诊 DR 患者的比例逐年下降。因此，临床上迫切需要有效地早期诊断、早期筛查，并且提高患者对 DR 的知晓率和自我管理能力。

DR 的早期一般无眼部自觉症状。其导致眼部症状主要源于：进展期合并 DME 而出现视力下降及视物变形；PDR 发生玻璃体积血，导致视力骤降，甚至只存手动或光感。增生血管膜收缩形成牵拉性视网膜脱离，导致视物模糊、视力下降、视物变形、眼前有黑影飘动及视野缺损等眼部症状。如果继发新生血管性青光眼，则表现出头痛、眼痛、眼胀等高眼压症状。当糖尿病视网膜病变发生明显视力变化时，其视力预后通常较差。

微血管瘤是 NPDR 最早期的临床表现，在检眼镜下常表现为直径 25 ~ 100 μm 的红色斑点。这种改变虽可见于其他疾病，如高血压视网膜病变或视网膜静脉阻塞等视网膜疾病，甚至可见于部分正常的老年人群中，但以糖尿病视网膜病变发生的频率最高、数量也最多，颇具特征性。部分微动脉瘤在长期随访中可反复出现并消失，部分可长期保持稳定。在一定时期其数量的显著增加是糖尿病视网膜病变进展的重要标志。

糖尿病视网膜病变的进一步进展表现为血 – 视网膜屏障的破坏、视网膜血管高通透性。FFA 显示这种高通透性引发的渗漏可源于微血管瘤、视网膜毛细血管或其他微血管异常。这种渗漏可使血浆内脂蛋白积累在血管周围，最终形成富含脂质的硬性渗出。同时，血管高通透性还可以导致视网膜内出血，在早期病程中出血常发生于深层视网膜并呈现圆形或小点状，有时酷似微血管瘤。与深层视网膜出血相比，血管瘤多位于末梢小动脉或小静脉上，边界更加清楚、光滑。近年来，基于眼底影像的深度学习算法在鉴别微血管瘤和视网膜出血中表现出良好的准确性。当病情进展，视网膜出血将发展为浅层条状或火焰状出血，甚至是大片内界膜下或视网膜前出血。

血 – 视网膜屏障的破坏可导致 DME 的发生。由于血 – 视网膜屏障的进行性破坏贯穿整个糖尿病视网膜病变病程，DME 可在任何时期发生。在 FFA 检查中，DME 可发生于血管渗漏区域，也可发生于毛细血管无灌注区，后者的病灶周边可见到异常的微血管。DME 在 OCT 检查中常表现为视网膜弥漫性增厚伴视网膜内囊腔形成。在少数黄斑区显著增厚的病例中也可同时出现视网膜下液。但是，对于存在视网膜下液而并不伴随严重视网膜增厚的患者，尤其是视网膜下液相对于黄斑中心凹呈离心性分布或伴随其他 RPE 异常，需要首先考虑除糖尿病以外的其他病因引发的黄斑水肿。

慢性微血管的进行性破坏可导致视网膜毛细血管闭塞、微循环改建和视网膜缺氧的发生。在视网膜无灌注区的周围，伴随着视网膜内微血管异常（intraretinal microvascular abnormalities，IRMA）、视网膜内出血、静脉节段性扩张（静脉串珠）。在少数情况下，广泛的视网膜无灌注区还可引发非特异性改变，表现为区域内相对缺乏血管、出血或其他微血管异常。晚期可形成以视网膜新生血管（NVE）、视盘新生血管（NVD）为特征的 PDR。PDR 的发展包括 4 个病理生理过程：①反复的新生血管增生和自行消退；②纤维组织增生；③纤维血管增殖物与玻璃体后界形成粘连；④粘连的纤维血管膜收缩。位于视盘的新生血管最初在视盘表面呈环状或网状分布，也可横跨视杯呈"桥状"连接两侧盘沿。由于早期 NVD 纤细，在低倍数检眼镜（如 20 D 间接眼底镜）检查中易被忽视或误认为正常视盘血管组织。故在糖尿病视网膜病变检查时，使用裂隙灯前置镜或立体眼底像可提高 NVD 的早期识别。FFA 是鉴别正常视盘血管和 NVD 的金标准，后者在 FFA 下有着明显的渗漏。

视网膜新生血管需与 IRMA 相鉴别。典型的 NVE 位于视网膜更表浅的位置，形成车轮样的网状外观，连接其下视网膜动静脉血管，同时伴有纤维结缔组织的增生，FFA 下可有大量的渗漏。IRMA 常表现在局限的动静脉间扩张的侧支循环，FFA 检查渗漏少。与评估 NVD 相似，双目间接检眼镜通常因放大倍数限制 NVE 的早期识别。临床上推荐使用联合双目间接检眼镜及前置镜/直接检眼镜，对视盘周围 5 ~ 6 个视盘直径内的所有可达区域逐一检查。超广角眼底摄影技术可更准确地进行 NVE 的评估。多项研究指出，相较于传统的 45°/30°眼底彩照，200°的超广角彩照可以识别更多的眼底病变。广角眼底荧光素造影也能更好地分辨周边视网膜的渗漏和无灌注区，为激光治疗提供了更准确的指导。

当上述检查未能发现 NVE，而临床中高度怀疑 NVE 的产生（如新鲜的玻璃体积血）时，可采用前置镜或 Goldmann 三面镜检查周边眼底。新鲜的玻璃体积血除来源于新生血管外，还可能来源于周边视网膜的裂孔，必要时需要顶压巩膜检查锯齿缘周边视网膜组织。

玻璃体是纤维血管增生的基质，玻璃体视网膜界面异常也是糖尿病患者继发黄斑前膜、加剧黄斑水肿的重要因素。所以，"糖尿病玻璃体视网膜病变"更能全面地概括糖尿病引发的眼底并发症。在发生玻璃体后脱离前，视网膜新生血管的出现常局限于邻近的玻璃体胶质内。而当玻璃体引发明显的主观症状时，眼底检查可发现部分玻璃体后脱离的发生。当玻璃体后脱离范围较小时，出血区域常局限在视网膜前较为扁平的区域，其边缘则为NVE长入玻璃体腔形成纤维血管膜的区域。上述区域形成有时可牵拉视网膜形成皱褶，甚至发生牵拉性视网膜脱离。2型糖尿病患者中PVD的发生率为63%，高于正常人群，其中77%为不完全玻璃体后脱离（incomplete posterior vitreous detachment，IPVD）。PVD大多起始于血管弓外，在NV处有玻璃体视网膜粘连，NV被收缩的玻璃体皮质向前牵拉，沿着脱离的玻璃体后界向玻璃体腔生长。PVD经常与严重的纤维血管增生有关，玻璃体视网膜牵拉导致新生血管生长和已有纤维膜增厚。有IPVD者进展为威胁视力的DR（重度NPDR、糖尿病黄斑病变、PDR）的概率是没有IPVD者的5倍。这种玻璃体视网膜粘连可以造成切线方向和（或）前后方向的牵拉力，导致黄斑水肿、牵拉性视网膜脱离或玻璃体积血。因此，玻璃体后脱离的状态对于DR的预后很重要。

8. 糖尿病视网膜病变早期诊断对于个体化诊疗至关重要

及时发现糖尿病视网膜病变的发生和进展对于制定个体化随访、转诊和治疗方案至关重要。美国糖尿病协会2022年最新指南指出：对于2型糖尿病患者在确诊时、1型糖尿病患者在确诊5年内应接受全面眼底检查，糖尿病合并妊娠者应于孕早期前 3 个月完善眼底检查。糖尿病视网膜病变的随访间隔根据其疾病严重程度确定（表1）。亦有证据表明，对于无明显 DR 人群，采用更长的随访间隔（3 年）仍可早期有效地发现糖尿病视网膜病变的发生。需注意的是，在确定随访间隔时也应充分考虑患者当前血糖控制情况及其他危险因素的合并状态（如高血压、高血脂、肥胖及慢性肾脏疾病等）。

表 1　糖尿病视网膜病变的随访间隔

病变	复查或下次检查计划
糖尿病视网膜病变	
无明显 DR，轻度 NPDR 和无 DME	每 1～2 年
中度 NPDR	6～12 个月
重度 NPDR	<3 个月
PDR	<1 个月
糖尿病黄斑水肿	
不累及黄斑中心的 DME	3 个月
累及黄斑中心的 DME	1 个月

注：DR：糖尿病视网膜病变；NPDR：非增殖期糖尿病视网膜病变；PDR：增殖期糖尿病视网膜病变；DME：糖尿病黄斑水肿。

糖尿病视网膜病变的准确诊断需要充分的散瞳眼底检查。在散瞳前，如患者存在眼压升高或可疑/存在虹膜新生血管时，应在散瞳前行房角镜检查。使用裂隙灯前置镜或双目间接检眼镜做系统眼底检查时，应格外注意以下几种潜在造成视力严重损伤的病变：①黄斑水肿；②重度 NPDR（广泛视网膜出血/微动脉瘤、静脉串珠及视网膜内微血管异常）；③视盘新生血管或视网膜新生血管；④玻璃体积血或视网膜前出血。

目前糖尿病视网膜病变筛查诊断的主要方法包括彩色眼底照相、超广角眼底照相、OCT、FFA、光学相干断层扫描血管成像及眼超声检查。

（1）彩色眼底照相

彩色眼底照相可客观、准确地诊断糖尿病视网膜病变，并记录其严重程度、新生血管范围、对治疗的反应等。

（2）超广角眼底照相

200°超广角眼底照相可以覆盖82%的视网膜，可以发现更多的周边部病变，与传统7视野眼底照相相比，Optomap超广角眼底照相在19%的糖尿病视网膜病变患者中诊断出更重的临床分级，并多发现30%的周边视网膜新生血管。超广角眼底照相可以协助发现周边更大范围的无灌注区，在超广角眼底照相（图1）

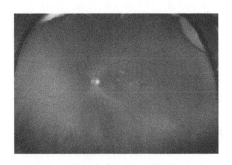

图1 超广角眼底照相示糖尿病视网膜病变，眼底大量
微血管瘤、出血点及硬性渗出（彩图见彩插1）

指导下进行目标视网膜光凝有望用更少的激光能量有效光凝无灌注区，使新生血管退化，减少 PRP 的不良反应，是一种很有潜力的 DR 治疗方法。

(3) OCT

在糖尿病视网膜病变的诊疗过程中，OCT 可用于：①难以解释的视力下降（包括 DME）；②识别玻璃体视网膜牵拉及其范围；③合并其他原因的黄斑水肿。除了对黄斑水肿进行定量定性分析，OCT 对于糖尿病视网膜病变的诊治还有其他重要功能，如发现硬性渗出、黄斑前膜、纤维血管膜、PDR 导致的玻璃体黄斑粘连或牵拉、视网膜各层的连续性、视网膜萎缩等。OCT 还可以判断 IS/OS 层和外界膜的完整性，这对判断患者视力预后有较大意义。

(4) FFA

随着抗 VEGF 药物作为糖尿病黄斑水肿的一线治疗手段，黄斑格栅样激光光凝已较少应用于 DME 治疗，临床上已不需要 FFA 协助定位渗漏的微血管瘤。FFA 现主要应用于协助诊断：①难以解释的视力下降；②识别可疑的视网膜新生血管；③识别视网膜无灌注区。

(5) 光学相干断层扫描血管成像

相较 FFA，光学相干断层扫描血管成像（optical coherence tomography angiography，OCTA）可无创地识别不同层次的视网膜微血管改变，在检测临床前的微血管异常、无灌注区中有着独特的优势。在 FFA 成像中，由于严重的荧光渗漏，新生血管显示为团状强荧光，无法分辨新生血管的形态，而 OCTA 则可以清晰展示 NV 内异常血管网的形态结构，对于已经形成纤维组织的新生血管膜，OCTA 也可以分辨出其中的新生血管成分。

（6）眼超声检查

在屈光间质混浊或存在玻璃体积血时，超声可以帮助排除潜在的玻璃体视网膜牵拉及视网膜脱离；尤其在 PDR 引起的牵拉性视网膜脱离及新生血管膜的鉴别更为困难时，彩色多普勒超声和彩色多普勒血流显像对二者的鉴别有很大帮助。

整合多模态影像学检查进行综合分析显著增加了糖尿病视网膜病变诊断的准确性。基于深度学习的筛查诊断算法可以在图片中自动提取重要特征，甚至在糖尿病视网膜病变的筛查中取得了超过眼底专科医生的水平。此外，为提高筛查的成本收益比，手持式便携式设备亦尝试用于远程拍摄眼底彩照，且取得较好的筛查效能。未来，糖尿病视网膜高效诊断将更多地依赖于设备创新和新技术的发展。

9. 糖尿病视网膜病变的鉴别诊断

（1）高血压视网膜病变

眼部是全身唯一能直接观察到动脉形态的部位，而高血压主要影响的血管即为动脉。眼底视网膜动脉的一些病变也可以反映高血压相关的全身动脉情况。正常视网膜动脉与静脉直径比为 2：3，而在血压升高时动脉痉挛变窄，其比值可降至 1：2 甚至 1：4。长时间的动脉痉挛导致病理改变，出现动脉硬化甚至呈铜丝样或银丝样改变，可见动静脉交叉征。高血压视网膜病变也可表现出视网膜出血、棉绒斑和硬性渗出等改变。急进性高血压可导致视盘水肿和毛细血管扩张。但在高血压视网膜病变中微血管瘤、静脉串珠样改变较糖尿病视网膜病变少见。

（2）视网膜静脉阻塞

视网膜静脉阻塞包括视网膜中央静脉阻塞（central retina vein occlusion，CRVO）和视网膜分支静脉阻塞（branch retina vein occlusion，BRVO），多为单眼发病。严重的 CRVO 患者视力可降至手动甚至光感，眼底表现为视盘高度水肿、全视网膜火焰状出血、静脉迂曲扩张、视网膜水肿，可见棉绒斑，可有视野缺损。FFA 示视网膜循环时间延长、静脉壁大量荧光渗漏、微血管瘤形成，晚期可见视网膜无灌注区及新生血管形成，眼底检查可伴有视网膜出血、牵拉性视网膜脱离等。而 DR 多为双眼病变，程度较对称，多为散在的点片状视网膜出血，微血管瘤多见，并伴有血糖升高等全身表现。BRVO 多累及颞侧视网膜静脉，眼底检查示与被阻塞静脉灌注区相对应的视网膜火焰状出血及水肿、静脉迂曲扩张、阻塞点多位于动静脉交叉处。FFA 示静脉充盈迟缓、管壁渗漏，可见微血管瘤，拱环结构破坏，伴有黄斑囊样水肿时可见花瓣状荧光。视野检查可见与视网膜受损区域相对应的视野缺损。

（3）湿性年龄相关性黄斑变性

湿性年龄相关性黄斑变性（wet age-related macular degeneration，wAMD）多见于 50 岁以上老年人，多为双眼发病。wAMD 通常伴有黄斑区的脉络膜新生血管，这些异常的血管容易发生渗出、纤维血管膜生长、盘状瘢痕形成，一旦破裂出血就会引起患者视力急剧下降，发生出血性视网膜色素上皮脱离，最终导致中心视力丧失。脉络膜新生血管的位置对视力预后十分重要，可通过 FFA 来确定，而 OCT 检查则可以看出视网膜水肿及 RPE 隆起情况。

（4）Coats 病

Coats 病又称外层渗出性视网膜病变，多发于男性青少年，常单眼发病。临床上多以白瞳症或失用性斜视就诊，眼底检查可见视网膜下和视网膜内环形或半环形黄白色渗出，可伴有隆起，周围可见胆固醇结晶小体，最终可发生玻璃体积血和渗出性视网膜脱离。受累的视网膜血管迂曲扩张，其中小动脉更重，管壁囊样扩张。FFA 可见大片状无灌注区，病变血管呈瘤样强荧光，且有大范围的"灯泡样"毛细血管扩张，晚期动脉瘤荧光渗漏。而 DR 多见于中老年人，常双眼发病，可见棉绒斑及微血管瘤，晚期可伴有玻璃体积血及牵拉性视网膜脱离。

10. 糖尿病视网膜病变的临床病例分析

随着人们生活质量的提高和医疗技术的发展，越来越多的糖尿病患者开始关注眼部健康。虽然糖尿病会影响眼部很多结构，但糖尿病视网膜病变是眼部最常见也是最严重的并发症，目前DR已经成为中老年人群致盲的主要原因之一。我国一项近30年的糖尿病视网膜病变荟萃分析研究显示，糖尿病人群中DR患病率为22.4%，其中NPDR为20.2%，PDR为2.3%。PDR患者一旦发生玻璃体积血或牵拉性视网膜脱离，视力就会明显下降，甚至严重影响生活质量，因此需要临床医生提高对DR发生发展的认识和诊疗方法的重视。

典型病例1——中度 NPDR

患者，男，68岁，主因"右眼视力下降伴视物变形1个月"就诊，既往糖尿病、高血压病史20余年。查体：①视力：右眼0.3，左眼0.8。②眼底照相（图2）：右眼屈光间质混浊，视盘界清色可，后极部偏颞侧可见环形硬性渗出，累及黄斑区；左眼屈光间质混浊，视盘界清色可，后极部散在硬性渗出。③荧光造影检查：右眼静脉期（图3）视盘界清，视网膜动脉充盈无迟缓，拱环周围及各方向视网膜多发点片状出血、微血管瘤，视网膜毛细血管扩张伴明显渗漏，累及拱环周围，结构欠清。鼻侧及下方中周部散在小片无灌注区，累计 < 7 PD，IRMA（－）。晚期（图4）视盘界清，后极部扩张毛细血管渗漏，黄斑水肿。左眼视网膜毛细血管渗漏较右眼略轻，黄斑区未见明显水肿，余大致同右眼。

眼部临床诊断：双眼中度 NPDR，右眼黄斑水肿。

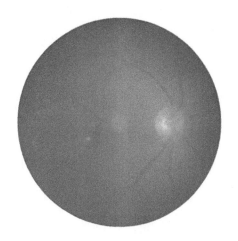

图2　右眼彩色眼底照相，可见环形硬性渗出（彩图见彩插2）

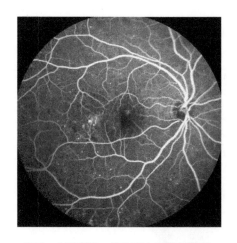

图3　右眼FFA，静脉期多发微血管瘤，
下方可见散在无灌注区

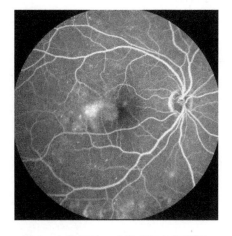

图4　右眼FFA，晚期毛细血管渗漏，
黄斑水肿

典型病例2——重度NPDR

　　患者，男，53岁，主因"双眼视力下降半年"就诊，发现糖尿病9年、高血压1年。查体：①视力：右眼0.25#0.4，左眼 0.25# 0.5。②眼底照相（图 5）：双眼屈光间质混浊，视盘界清色可，后极部散在硬性渗出及点片状出血。③荧光造影检查（图 6）：右眼静脉期视盘颞上边界欠清，视网膜分支动脉血管细，分支静脉血管扩张，未见明显迂曲，部分分支静脉管径不均匀，眼底广泛点片状出血性荧光遮蔽，广泛毛细血管扩张、微血管瘤，IRMA（+），散在小片状无灌注区，颞侧及颞下周边大片无灌注区，总面积 > 10 PD，黄斑拱环结构不清，黄斑部不均匀高低夹杂荧光。晚期视盘上方荧光渗漏，视网膜扩张血管荧光渗漏，黄斑部荧光渗漏显著。左眼静脉期视盘边界清，未见 IRMA，余大致同右眼。

眼部临床诊断：双眼重度 NPDR，双眼黄斑部 RPE 病变。

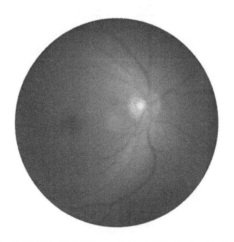

图 5 右眼彩色眼底照相，可见后极部散在硬性渗出及点片状出血（彩图见彩插 3）

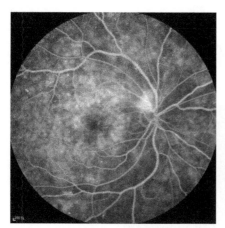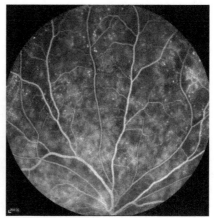

图6　右眼FFA，静脉期广泛毛细血管扩张、微血管瘤，
IRMA（＋），散在小片状无灌注区

典型病例3——PDR

患者，女，34岁，主因"双眼视力下降近1个月"就诊，发现糖尿病1个月。查体：①视力：右眼0.25，左眼0.1。②眼底照相（图7）：右眼视盘界清色可，上方视盘可见新生血管，后极部可见棉绒斑、散在硬性渗出及点片状出血；左眼视盘界清色可，视盘可见新生血管，后极部可见散在硬性渗出及点片状出血。③左眼OCT（图8）：黄斑区囊样水肿。④荧光造影检查（图9，图10）：左眼静脉期视盘边界不清，视盘新生血管（＋）伴明显渗漏，后极部及各方向视网膜散在出血、渗出及微血管瘤，毛细血管扩张、渗漏，IRMA（＋），静脉串珠样改变（＋），广泛无灌注区，累计＞10 PD，拱环结构破坏。晚期视盘新生血管明显渗漏，

后极部及各象限扩张毛细血管明显渗漏，黄斑囊样水肿。右眼FFA 结果大致同左眼。

眼部临床诊断：双眼 PDR，双眼黄斑水肿。

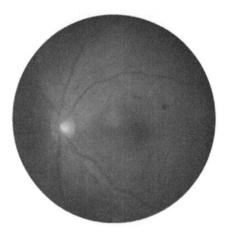

图 7 左眼彩色眼底照相，可见视盘新生血管，后极部散在硬性渗出及点片状出血（彩图见彩插 4）

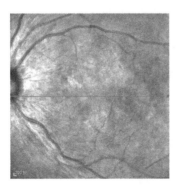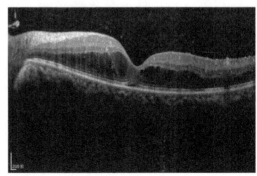

图 8 左眼 OCT（彩图见彩插 5）

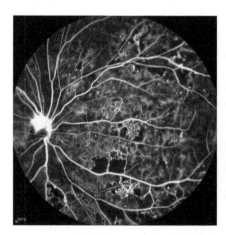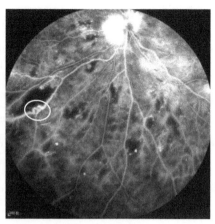

图9　左眼 FFA，静脉期视盘新生血管明显渗漏，后极部及周边
视网膜散在出血、渗出及微血管瘤，毛细血管扩张、渗漏，
IRMA（＋），静脉串珠样改变（＋）（白圈）（彩图见彩插6）

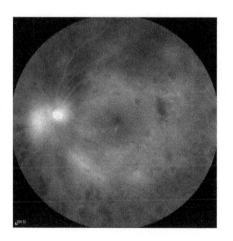

图10　左眼 FFA，晚期视盘新生血管明显渗漏，黄斑囊样水肿

参考文献

1. WANG X-N, DAI L, LI S-T, et al. Automatic grading system for diabetic retinopathy diagnosis using deep learning artificial intelligence software. Curr Eye Res, 2020, 45(12): 1550 – 1555.

2. American Diabetes Association Professional Practice Committee, DRAZNIN B, ARODA V R, et al. 12. Retinopathy, neuropathy, and foot care: standards of medical care in diabetes-2022. Diabetes Care, 2022, 45(Suppl 1): S185 – S194.

3. AGARDH E, TABABAT-KHANI P. Adopting 3-year screening intervals for sight-threatening retinal vascular lesions in type 2 diabetic subjects without retinopathy. Diabetes Care, 2011, 34(6): 1318 – 1319.

4. NATHAN D M, BEBU I, HAINSWORTH D, et al. Frequency of evidence-based screening for retinopathy in type 1 diabetes. N Engl J Med, 2017, 376(16): 1507 – 1516.

5. TOY B C, MYUNG D J, HE L, et al. Smartphone-based dilated fundus photography and near visual acuity testing as inexpensive screening tools to detect referral warranted diabetic eye disease. Retina, 2016, 36(5): 1000 – 1008.

6. CHEUNG N, MITCHELL P, WONG T Y. Diabetic retinopathy. Lancet, 2010, 376(9735): 124 – 136.

7. 邓宇轩, 叶雯青, 孙艳婷, 等. 中国糖尿病视网膜病变患病率的荟萃分析. 中华医学杂志, 2020, 100(48): 3846 – 3852.

（张瑞恒　邵蕾　陈昱凝　整理）

影像学研究进展对于糖尿病视网膜病变患者具有重要临床价值

11. 糖尿病视网膜病变分期对于治疗及随访方案的制定具有重要作用

目前，临床常用的糖尿病视网膜病变分期方法为糖尿病视网膜病变和糖尿病黄斑水肿国际分期（表2）。该方法将 DR 分为 NPDR 和 PDR，对于治疗及随访方案的制定，具有重要作用。

我国在 1984 年对糖尿病视网膜病变制定了分期标准，由于适用于临床诊疗，故沿用至今。

散瞳后的眼底表现具体如下。

（1）单纯型（背景期）：无异常

Ⅰ期：微动脉瘤或并有小出血点，（＋）较少，易数；（＋＋）较多，不易数。

表2　糖尿病视网膜病变和糖尿病黄斑水肿国际分期

疾病	散瞳后的眼底表现
糖尿病视网膜病变	
无明显 DR	无异常
轻度 NPDR	仅见微血管瘤
中度 NPDR	不仅有微血管瘤，还有其他眼底表现（如出血、硬性渗出、棉絮斑），但比重度轻
重度 NPDR	有以下任一项，但 NPDR 表现：①4 个象限每个都有 >20 个的视网膜内出血；②>2 个象限有明确的静脉串珠状改变；③>1 个象限有显著的视网膜微血管异常
PDR	出现以下任一项或两项：①新生血管形成；②玻璃体积血/视网膜前出血
糖尿病黄斑水肿	
无黄斑水肿	黄斑区无视网膜增厚或硬性渗出
未累及中心凹的 DME	黄斑区视网膜增厚，位于中心凹直径 1 mm 范围外
累及中心凹的 DME	黄斑区视网膜增厚，累及中心凹直径 1 mm 范围内

注：DR：糖尿病视网膜病变；NPDR：非增殖期糖尿病视网膜病变；PDR：增殖期糖尿病视网膜病变；DME：糖尿病黄斑水肿。

Ⅱ期：黄白色"硬性渗出"或并有出血斑，（+）较少，易数；（++）较多，不易数。

Ⅲ期：黄白色"软性渗出"（棉絮斑）或并有出血斑，（+）较少，易数；（++）较多，不易数。

（2）增生型

Ⅳ期：眼底有新生血管或并有玻璃体积血。

Ⅴ期：眼底有新生血管和纤维增生。

Ⅵ期：眼底有新生血管和纤维增生，并发现视网膜脱离。

　　糖尿病患者视网膜病变的筛查和分期对于随诊方案的制定至关重要。DR 分期越严重，越应该转诊至眼科并进行更加密切的随访。患者所在地的医疗配置情况不同，随访方案也有所不同（表3，表4）。

表3　基于糖尿病视网膜病变和糖尿病黄斑水肿国际分期的高医疗资源环境（医疗资源配备充足区域）筛查和转诊建议

分期	复查间隔时间	转诊眼科
DR		
无明显 DR，轻度 NPDR，无 DME	1 ~ 2 年	不需要转诊
轻度 NPDR	6 ~ 12 个月	不需要转诊
中度 NPDR	3 ~ 6 个月	需要转诊
重度 NPDR	<3 个月	需要转诊
PDR	<1 个月	需要转诊
DME		
未累及中心凹的 DME	3 个月	需要转诊
累及中心凹的 DME	1 个月	需要转诊

注：DR：糖尿病视网膜病变；NPDR：非增殖期糖尿病视网膜病变；PDR：增殖期糖尿病视网膜病变；DME：糖尿病黄斑水肿。

表4　基于糖尿病视网膜病变和糖尿病黄斑水肿国际分期的中低医疗资源环境（医疗资源配备相对不足区域）筛查和转诊建议

分期	复查间隔时间	转诊眼科
DR		
无明显 DR，轻度 NPDR，无 DME	1 ~ 2 年	不需要转诊
轻度 NPDR	1 ~ 2 年	不需要转诊
中度 NPDR	6 ~ 12 个月	需要转诊
重度 NPDR	<3 个月	需要转诊
PDR	<1 个月	需要转诊

（续表）

分期	复查间隔时间	转诊眼科
DME		
未累及中心凹的 DME	3 个月	不需要转诊 （如果有视网膜光凝 设备建议转诊）
累及中心凹的 DME	1 个月	需要转诊

注：DR：糖尿病视网膜病变；NPDR：非增殖期糖尿病视网膜病变；PDR：增殖期糖尿病视网膜病变；DME：糖尿病黄斑水肿。

12. 光学相干断层扫描血流成像是糖尿病视网膜病变筛查和诊疗的有力手段

研究表明，DR 发生前可能已经存在视网膜脉络膜血管的细微改变，而传统的眼底检查技术如间接检眼镜检查、眼底照相等能够检测到的 DR 已经是临床期的病变，对于临床前期的微血管改变几乎无从知晓；同时，尽管越来越多的研究提出 DR 患者不同视网膜层次血流受累顺序及程度可能存在差异，但限于传统检查方法二维成像的特点，不能分层观察视网膜的血流变化；另外，传统检查很难对 DR 视网膜血流进行有效的定量分析，不利于客观评价疾病早期的病情进展。因此，近年来人们致力于探索能够进行分层观察、定量分析，并且监测到更早期 DR 病变的精准筛查方法。

新一代视网膜血流分析技术——OCTA 的出现，为眼部血流变化相关研究提供了一个全新的技术手段。OCTA 是一种新的非侵入性探测视网膜及脉络膜血管结构和循环状态的检查手段。分频增幅去相关血流成像（split-spectrum amplitude-decorrelation angiography，SSADA）的出现更是提高了 OCTA 的扫描速度和成像质量，通过显示不同时间点同一扫描截面的不同血细胞，OCTA可得到一幅完整的三维去相干立体图像，使得临床医生能够在活体上分层观察视网膜的各层血流及脉络膜毛细血管的血流情况，并根据实际需要观察的目标深度和层面厚度再做出细微的调整。此外，OCTA 作为一种无创检查方式，在不使用造影剂的情况下，就可以显示视网膜、脉络膜的血流情况。因此，应用 OCTA，眼科医生可以增加患者的筛查频次，进而及时发现视网膜、脉络膜血管的异常改变。OCTA 分辨率高，可以达到 5 μm，能够更加清晰地显示视网膜、脉络膜血管的微小改变。最后，OCTA 可以测量指定层面一定区域的血管密度，即脉络膜毛细血管密度，实现精确的定量分析，并具有良好的重复性。

许多小样本量的横断面研究证实 OCTA 可以应用于不同阶段的 DR 的诊断和随访中。在 OCTA 中，微血管瘤表现为毛细血管局限扩张、形态异常，无论是浅层血管丛还是深层血管丛的微血管瘤均可以在 OCTA 上显示出来。应用 OCTA 也可以观察到位于不同层次的视网膜毛细血管无灌注区，并且与 FFA 相比，OCTA能够更加清晰地显示无血管区的边界。OCTA 还具有定量分析功能，既往研究显示，DR 患者浅层和深层视网膜血流密度较正常人均显著下降，并且随着疾病的发展，血流密度呈现逐渐下降趋势。此外，有研究发现，在糖尿病患者发生临床可诊断的 DR 前（临床前期 DR），视网膜血管结构就已经发生了改变，这些改变包括中心凹无血管区（foveal avascular zone，FAZ）的增大和重建、毛细血管无灌注区的出现及视网膜血管迂曲。应用 OCTA 进行的定量分析还发现，与正常对照组相比，临床前期 DR 眼的浅层和深层视网膜血流密度均显著降低。由此可见，OCTA 可能提供了一种快速、非侵入性的手段，不仅可以精确地显示视网膜血管系统的细节，还可进行定量分析，并能够检测早期的视网膜变化，而这些变化在传统眼底检查或照相中是不可检测的。因此，OCTA 有可能成为发现更早期糖尿病患者视网膜血管改变的检测工具，成为 DR 精准筛查的重要手段。

我们团队利用快捷、无创的 OCTA 技术对眼底循环状态进行评估，发现在糖尿病患者未出现眼底病变的阶段（临床前期 DR）就已经存在黄斑区拱环形态及周围毛细血管密度的改变，有可能成为 DR 极早期筛查的工具。我们发现临床前期 DR 的形态学改变包括：中心凹无血管区重建 [95 只眼（32.5%）]，视网膜浅层无灌注区 [39 只眼（13.4%）]，微血管瘤 [22 只眼（7.5%）]，视网膜深层无灌注区 [19 只眼（6.5%）]，微血管瘤 [31 只眼（10.6%）]，异常血管襻 [3 只眼（1%）]，微血管迂曲扩张 [1 只眼（0.3%）]。此外，本团队还发现，与正常对照相比，临床前期 DR 患者的黄斑区浅层视网膜血流密度降低（$P < 0.01$），而中心凹周围深层视网膜血流密度显著升高（$P = 0.01$）。总之，在这

些眼底照相没有发现任何 DR 改变的糖尿病患者中，有 40.4% 的患者经 OCTA 检查存在不同程度的微血管异常。因此，本团队提出，利用 OCTA，我们可能重新定义 DR 的早期阶段。

我们团队基于人群的横断面研究也发现，在糖尿病患者中，视网膜的血流改变可能与糖尿病肾病存在一定的关系。在矫正了全身和眼部相关影响因素后，没有 DR 的糖尿病患者的视网膜 OCTA 定量参数与评估肾脏损害的参数显著相关，即视网膜血管密度和血流灌注密度每降低一个单位，尿白蛋白发生概率分别增加 11% 和 17%。OCTA 的视网膜微血管定量分析参数有可能成为慢性肾脏损害的评估指标之一。

最后，我们团队还发现，在没有糖尿病的受试者中，空腹血糖的升高与较低的深层视网膜毛细血管密度显著相关（$P = 0.008$）。这提示高血糖状态可能导致没有视网膜病变的患者出现早期视网膜毛细血管改变，并且 OCTA 可能成为筛查亚临床微血管改变的重要工具。

13. 自发荧光及荧光造影检查在糖尿病视网膜病变诊断和治疗中发挥重要作用

眼底自发荧光（fundus autofluorescence，FAF）是应用于眼底病变诊断的一种非侵入性影像检测手段，无须注射造影剂。眼底组织中含有的荧光物质主要为脂褐素及黑色素。脂褐素由不同脂质和蛋白质的过氧化产物组成，被认为是视网膜组织氧化过程的标志物。脂褐素主要存在于 RPE 细胞内，在短波长蓝光激发下可以产生自发荧光；黑色素主要存在于 RPE 及脉络膜细胞内，在近红外波长光激发下可以产生自发荧光。因此 FAF 可以通过 RPE 细胞内脂褐素含量及分布，来反映 RPE 细胞代谢状态。正常视盘缺乏 RPE 组织，FAF 上显示为无自发荧光；视网膜血管中的血红蛋白吸收自发荧光，也呈弱荧光状态；黄斑区的叶黄素吸收自发荧光，因此从中心凹向外层荧光逐渐增强；黄斑区以外的视网膜自发荧光均匀分布。病理状态下，若 FAF 示无荧光，表明该区域 RPE 细胞缺失；弱荧光表明 RPE 细胞功能下降；强荧光表明 RPE 细胞脂褐素堆积。

在 DR 中，FAF 主要应用于 DME 的诊治和预后评估。由于 DR 的炎性反应和氧化应激会导致脂褐素增多及黄斑区叶黄素减少，再者小胶质细胞激活参与氧化作用，其内同样也会积存大量脂褐素，此外由于 DME 黄斑部存在视网膜囊腔，叶黄素对自发荧光的吸收作用降低，使得其下 RPE 自发荧光增强，因而 DME 患眼在 FAF 上黄斑中心呈现异常高自发荧光（图 11）。研究显示，FAF 强荧光病变范围越大，表明 DME 对视网膜的损伤越严重，视力及视网膜敏感度等视功能越差，若 DME 合并外层视网膜病变，FAF 检查中出现明显强荧光改变的概率上升 5.6 倍。此外，黄斑部中央厚度每增厚 10 μm，FAF 出现大量强荧光病变的概率上升 10 倍。预后方面，DME 接受玻璃体腔注射皮质类固醇激素或抗 VEGF 药物治疗后，FAF 中能明确显示病变范围显著缩小。并且，治疗前 FAF 的病变程度（基线状态）有助于预测抗 VEGF 治疗后黄斑中心凹的平均厚度。因此，FAF 不仅可以发现 DR 中的 RPE 病变，有针对性地采取治疗措施，还可以在 DME 的筛查及预后判断中发挥重要作用。

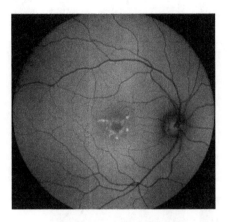

图 11　糖尿病视网膜病变眼底自发荧光检查

FFA 是根据荧光素钠染料在视网膜脉络膜血管系统内的显影对疾病进行诊断的一种检查手段，是目前包括 DR 在内的多种眼底血管性疾病的诊断金标准。FFA（图 12）显示的 DR 病变有：点状强荧光的微动脉瘤（microaneurysms，MA）、片状弱荧光的毛细血管无灌注区（capillary non-perfusion，NP）、视网膜内微血管异常（intraretinal microvascular abnormalities，IRMA）、黄斑缺血导致的中心凹无血管区（foveal avascular zone，FAZ）面积扩大、视网膜新生血管（neovascularization，NV）等。

FFA 最大的优势在于，它是所有 DR 检查中唯一能显示视网膜血流和血管通透性的检查，并能通过观察荧光渗漏和积存的情

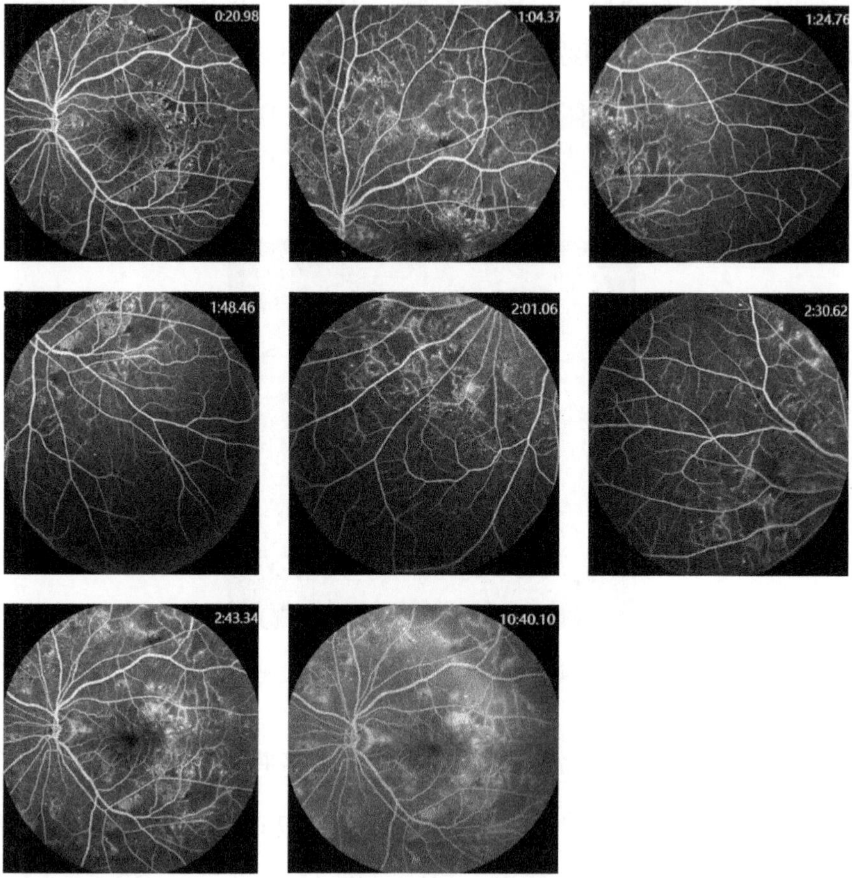

图 12　糖尿病视网膜病变荧光血管造影检查

况动态反映血管功能，实时反映视网膜毛细血管循环情况，即使是微小病变也能准确捕捉，对于早期 DR 的 MA 及出血情况的判断具有明显优势，可为临床鉴别 MA 和出血点提供有效依据，并对不同程度 DR 进行鉴别。此外，通过对荧光渗漏的观察，判断渗漏的来源，FFA 可以指导 DME 的激光治疗，观察激光治疗及抗VEGF 治疗的效果。

　　超广角（ultra-widefeld，UWF)-FA 对后极部 200°范围的视网膜进行造影，范围较早期 DR 治疗研究组（ETDRS）标准 7 视野范围明显扩大，可以观察到更全面的视网膜病变特别是周边部。研究显示，UWF-FA 可以发现比 7 视野 FA 多 3.9 倍的无灌注区，1.9 倍的新生血管。在 7 视野 FA 中未发现任何 NP 区或 NV 的患者，10% 可以在 UWF-FA 检查中发现病变。顽固性 DME 与周边大范围的 NP 区有关，UWF-FA 发现的有周边视网膜缺血的患者比没有周边视网膜缺血的患者发生 DME 的概率高 3.75 倍，推测可能与视网膜缺血导致 VEGF 释放增加有关。UWF-FA 协助发现周边更大范围的 NP 区，可为临床进行更为广泛的视网膜激光光凝治疗提供更多的影像学依据，以最大限度地减少 DR 漏诊漏治的发生。此外，UWF-FA 指导下进行的靶向性视网膜光凝（targeted retinal laser photocoagulation，TRP），有望用更少的激光能量有效光凝 NP 区，减少 PRP 的不良反应，是一种很有潜力的 DR 治疗方法。

　　尽管 FFA 对于 DR 有着重要的诊断价值，但也存在一些不足之处。首先，FFA 为有创检查，并且可能引起相关并发症，如一过性的皮肤巩膜黄染、恶心、呕吐、荨麻疹，甚至引发肾功能不全、过敏性休克等。其次，FFA 适用人群有限，对于有心血管疾病、肝肾疾病患者，严重过敏体质患者及妊娠期妇女均应慎用。此外，FFA 在量化病变方面表现欠佳，如无法测量渗漏大小、在 DME 中无法测量视网膜厚度等。因此，在进行 FFA 检查之前，临床医生需仔细斟酌其提供的信息是否必须，其他无创检查是否能提供相同的信息。

14. 超广角影像检查可以发现糖尿病视网膜病变周边血管异常

传统眼底照相技术的成像范围一般聚焦在后极部（包括视盘、黄斑及血管弓），只能覆盖后极45°范围，对中周部（赤道部以后）及远周部（赤道部以前至锯齿缘部分）视网膜则无法成像。ETDRS标准7方位（S7F）眼底彩色照相，也仅能覆盖后极75°范围，约占视网膜总面积的30%。然而DR所致的视网膜病变不但累及后极部，也累及周边部，约51%的DR患者出现不同程度的周边部视网膜病变（predominantly peripheral lesion，PPL）。因而在DR的临床诊治中，传统眼底照相技术极有可能因无法观察到周边视网膜情况而忽略PPL，这促使超广角影像检查的问世。

眼球正位一次成像可达到赤道前部至锯齿缘范围的技术，称为超广角眼底成像技术。超广角影像技术包括超广角眼底彩色照相、超广角眼底自发荧光、超广角眼底荧光血管造影等多种检查手段，具有免散瞳、快速、无创、成像范围广等优势，尤其适用于门诊眼底疾病筛查、大样本流行病学研究等，对于包括DR、高血压性视网膜病变、视网膜脱离在内的多种眼底疾病均具有重要的临床和科研应用价值。

目前临床中应用较多的超广角眼底成像设备主要有海德堡

Heidelberg Spectralis 非接触超广角眼底成像、欧堡 Optos P200 200Tx、Optomap 及较新的 Daytona 免散瞳超广角激光扫描检眼镜、蔡司 CLARUS 500 高清超广角眼底相机等。

海德堡 Heidelberg Spectralis 非接触超广角眼底成像单次成像范围可达 105°，在上方和下方成像更全面，周边视网膜变形程度小。

欧堡 Optos 成像范围为 200°，覆盖约 82% 视网膜，分辨率约 14 μm（图 13）。其成像原理是结合了扫描式激光检眼镜技术与椭圆镜面设计，采用椭圆双焦点原理，将激光发射源设为一个焦点，经过椭球面反射至受检者眼睛，另一个焦点位于虹膜水平后，光源再次反射，在眼内进行激光扫描，从而可观察到更广的眼底范围。Optos 使用红、绿激光同时扫描，绿激光（波长 532 nm）穿透力弱，可以获得视网膜神经上皮层到 RPE 的信息。红激光（波长 633 nm）穿透力强，可以获得从 RPE 到脉络膜的信息。叠加两种激光分别获取的图像得到最终的复合眼底伪彩色图像。Optos 较 Heidelberg Spectralis 成像范围更广，特别是在鼻侧和颞侧，然而也存在周边视网膜成像畸变、对比度下降等问题。

蔡司 CLARUS 500 单张成像范围为 133°，超广角模式成像范围为 200°，分辨率约 7 μm，其特点为真彩，即显示眼底的真实色泽（图 14）。CLARUS 500 扫描时，红绿蓝三个激光 LED 同时工作，涵盖超过 200 个光波波长，与自然环境下肉眼可识别的可见光光谱较为接近，因此呈现出的眼底像色彩较为真实，更接近检眼镜下观察到的眼底图像，此外还可一定程度上避免周边图像畸变的问题，较 Optos 更能还原周边视网膜病灶的真实信息。

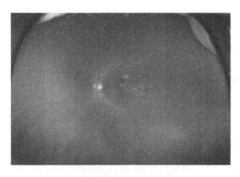

图 13　Optos 超广角眼底照相示
糖尿病视网膜病变
（彩图见彩插7）

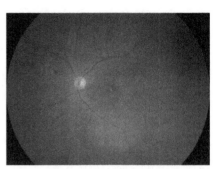

图 14　CLARUS 500 超广角眼底
照相示糖尿病视网膜病变
（彩图见彩插8）

UWF 检查的应用使 DR 的诊治进入一个新时代。准确性方面，以 ETDRS 7 视野眼底像为标准，UWF 诊断 DR 和 PDR 的敏感度分别为 99% 和 73%，特异度为 100% 和 99%；以散瞳眼底检查结果为标准，UWF 诊断 PDR 的敏感度和特异度分别为 73% 和 96%。筛查方面，UWF 对 DR 检出率高于标准 2 视野眼底像 29.0%，高于 7 视野眼底像 11.7%。与 7 视野眼底像比较，UWF 能多发现 14.7% 的位于 7 视野以外的 DR 病变，其中出血/MA 占 69.4%，静脉串珠样改变占 2.0%，IRMA 占 25.5%，NVE 占 3.2%。预后方面，UWF 发现的周边部 DR 改变与患者预后密切相关，多数（50% 以上）DR 病变（出血、MA、静脉串珠样改变、IRMA、NVE）位于 7 视野以外的 DR 患者比多数（50% 以上）病变位于 7 视野以内的患者，4 年后进展为 PDR 的概率高

4.7 倍。综上所述，UWF 提高了周边 DR 病变的检出率，有利于对 DR 进行更精确的筛查、诊疗及随访。

近年来，多个国家和地区利用互联网和人工智能（artificial intelligence，AI）技术，进行了一系列 DR 远程筛查的尝试。例如将基层医疗机构按照标准流程采集的非散瞳眼底像，上传到云端服务器，通过基于神经网络方法的自动筛查程序进行 DR 病情检测及分级。自动检测分级结果与专业医师的人工分级结果相比，灵敏度达 66.4%，假阴性率仅 2%。对病情较重的患者，自动筛查程序特异度可达 74.8%，假阴性率为 1%。目前 AI 采集分析的眼底像更多的是散瞳或免散瞳 2 视野眼底像，期待日后可以将更多的 AI 技术应用于 UWF 中，更全面地观察 DR 周边部视网膜病变，争取在 DR 远程筛查及 AI 智能筛查中提升对早期 DR 的检出率。

参考文献

1. NESPER P L, SOETLKNO B T, ZHANG H F, et al. OCT angiography and visible-light OCT in diabetic retinopathy. Vision Res, 2017, 139: 191 –203.

2. JIA Y, BAILEY S T, HWANG T S, et al. Quantitative optical coherence tomography angiography of vascular abnormalities in the living human eye. Proc Natl Acad Sci USA, 2015, 112(18): E2395 – E2402.

3. CHAN S Y, WANG Q, WANG Y X, et al. Polypoidal choroidal vasculopathy upon optical coherence tomographic angiography. Retina, 2018, 38(6): 1187 –1194.

4. WANG Q, CHAN S Y, JONAS J B, et al. Optical coherence tomography angiography in idiopathic choroidal neovascularization. Acta Ophthalmologica, 2016, 94 (4): 415 –417.

中国医学临床百家

5. WANG Q, CHAN S Y, YANG J Y, et al. Density of the macular and radial peripapillary capillary network measured by optical coherence tomography angiography. Acta Ophthalmol, 2017, 95(6): e511 - e512.

6. LEE J, AGEMY S, SHAH C, et al. Quantitative retinal blood flow density study of normal and diabetic retinopathy patients using novel OCT angiography AngioAnalytics™ software. ASRS poster presentation. CA: San Francisco, 2016.

7. KIM A Y, CHU Z, SHAHIDZADEH A, et al. Quantifying microvascular density and morphology in diabetic retinopathy using spectral-domain optical coherence tomography angiography. Invest Ophthalmol Vis Sci, 2016, 57(9): 362 - 370.

8. CARLO T D, CHIN A T, BONINIFILHO M A, et al. Detection of microvascular changes in eyes of patients with diabetes but nor clinical diabetic retinopathy using optical coherence tomography angiography. Retina, 2015, 35(11): 2364 - 2370.

9. TAKASE N, NOZAKI M, KATO A, et al. Enlargement of foveal avascular zone in diabetic eyes evaluated by en face optical coherence tomography angiography. Retina, 2015, 35(11): 2377 - 2383.

10. DIMITROVA G, CHIHARA E, TAKAHASHI H, et al. Quantitative retinal optical coherence tomography angiography in patients with diabetes without diabetic retinopathy. Invest Ophthalmol Vis Sci, 2017, 58(3): 190 - 196.

11. YANG J Y, WANG Q, YAN Y N, et al. Microvascular retinal changes in pre-clinical diabetic retinopathy as detected by optical coherence tomographic angiography. Graefe Arch Clin Exp Ophthalmol, 2020, 258(3): 513 - 520.

12. WANG Q, LIU L, JONAS J B, et al. Albuminuria and retinal vessel density in diabetes without diabetic retinopathy: the Kailuan Eye Study. Acta Ophthalmology, 2021, 99(5): e669 - e678.

13. ZHOU W J, YANG J Y, WANG Q, et al. Systemic stressors and retinal microvascular alterations in people without diabetes: the Kailuan eye study. Invest Ophthalmol Vis Sci, 2021, 62(2): 20.

14. WONG T Y, SUN J, KAWASAKI R, et al. Guidelines on diabetic eye care: the international council of ophthalmology recommendations for screening, follow-up, referral,

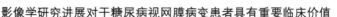

and treatment based on resource settings. Ophthalmology, 2018, 125(10): 1608 – 1622.

15. MIDENA E, BINI S. Multimodal retinal imaging of diabetic macular edema: toward new paradigms of pathophysiology. Graefes Arch Clin Exp Ophthalmol, 2016, 254 (9): 1661 – 1668.

16. ACÓN D, WU L. Multimodal imaging in diabetic macular edema. Asia Pac J Ophthalmol (Phila), 2018, 7(1): 22 – 27.

17. CICINELLI M V, CAVALLERI M, BRAMBATI M, et al. New imaging systems in diabetic retinopathy. Acta Diabetol, 2019, 56(9): 981 – 994.

18. MARKAN A, AGARWAL A, ARORA A, et al. Novel imaging biomarkers in diabetic retinopathy and diabetic macular edema. Ther Adv Ophthalmol, 2020, 12: 2515841420950513.

19. 中华医学会眼科学分会眼底病学组, 中国医师协会眼科医师分会眼底病专业委员会. 我国超广角眼底成像术的操作和阅片规范(2018 年). 中华眼科杂志, 2018, 54(8): 565 – 569.

20. 李晓莉, 孟倩丽, 谢洁, 等. 新型眼底影像检查技术在糖尿病视网膜病变诊断中的应用. 中华眼底病杂志, 2019, 35(1): 90 – 94.

21. AIELLO L P, ODIA I, GLASSMAN A R, et al. Diabetic retinopathy clinical research network. Comparison of early treatment diabetic retinopathy study standard 7-field imaging with ultrawide-field imaging for determining severity of diabetic retinopathy. JAMA Ophthalmol, 2019, 137(1): 65 – 73.

22. ASHRAF M, CAVALLERANO J D, SUN J K, et al. Ultrawide field imaging in diabetic retinopathy: exploring the role of quantitative metrics. J Clin Med, 2021, 10 (15): 3300.

23. SALONGCAY R P, SILVA P S. The role of teleophthalmology in the management of diabetic retinopathy. Asia Pac J Ophthalmol (Phila), 2018, 7(1): 17 – 21.

（王倩　李逸凡　周金琼　整理）

糖尿病视网膜病变的治疗及研究新进展

15. 视网膜激光光凝术是治疗糖尿病视网膜病变的有效手段

视网膜血管是人体唯一可在肉眼直视下观察到的中小血管，也是反映人体微循环状态的重要窗口。DR 作为糖尿病严重的眼部并发症，根本原因在于眼部微循环的障碍，进而引起视网膜组织的供血不足。其中 PDR 是导致糖尿病患者视力丧失的重要原因。PDR 的病理特征是视网膜新生血管形成、血管渗漏、出血和玻璃体视网膜交界面纤维血管的增生，导致玻璃体积血和（或）牵拉性视网膜脱离。当患者出现严重的玻璃体积血、纤维增生和牵拉性视网膜脱离（tractional retinal detachment，TRD）时，需要通过玻璃体切除术（pars plana vitrectomy，PPV）联合全视网膜光凝术（panretinal photocoagulation，PRP）等措施来清除玻璃体积血、解除玻璃体视网膜牵拉、复位视网膜及抑制新生血管形成，以达到眼部解剖结构的复位和稳定。

此外，DME 在 DR 发生发展中的地位也越来越受到关注。DME 是目前糖尿病患者视力损害的主要原因，可发生在 DR 的任何阶段，且随着 DR 病情的加重其发生率也逐渐增加。在轻度 NPDR 中发生率小于 10%，而严重 PDR 患者中 DME 的发生率达到 70%。DME 的发生、发展是多因素参与的复杂病理过程，具体机制尚不清楚，目前认为主要是血 - 视网膜屏障的破坏使血管通透性增加，从而表现为黄斑区视网膜内和视网膜下液体积聚。ETDRS 将有临床意义的黄斑水肿（clinically significant macular edema，CSME）定义为：距黄斑中央 500 μm 及以内有视网膜增厚；距黄斑中央 500 μm 及以内有硬性渗出，同时存在邻近视网膜增厚；一处或多处视网膜增厚的面积为 1 个或大于 1 个视盘面积，并且这种病变的任何部分距黄斑中心为 1 个视盘直径之内。而今，临床上更多地采用"中心凹是否受累"来对 DME 进行分类，即中心凹累及型（CI-DME）和非中心凹累及型（NCI-DME），从而判定治疗方案。目前对于 DR 的治疗方式主要有视网膜激光光凝术、玻璃体内抗 VEGF 药物注射术、玻璃体内皮质激素药物注射术和玻璃体视网膜联合手术。

视网膜激光光凝术是治疗糖尿病视网膜病变的标准技术。荧光素眼底血管造影指导下的视网膜激光光凝术是目前糖尿病视网膜病变治疗的金标准。传统的眼底血管造影可能缺少对远周边视网膜无灌注区的观察，目前采用广角镜头的 FFA 可以更早期、更全面地观察 DR 的改变。

目前视网膜激光光凝的指征包括重度 NPDR、PDR 和临床有意义的 DME。视网膜激光光凝的具体方案包括：全视网膜光凝术（Panretinal photocoagulation，PRP）、局部视网膜光凝术和黄斑区格栅样视网膜光凝术。尽管视网膜激光光凝术后可出现视野缩小、夜间视力、色觉和对比敏感度下降等不良反应，但仍然是 DR 的一线治疗方法，Cochrane 等临床疗效研究证据表明视网膜激光光凝治疗可将 DR 患眼 1 年内严重视力下降的风险降低 50% 以上，同时可使玻璃体积血发生的风险降低 50%。

（1）全视网膜光凝术

PRP 治疗一般分 3～4 次完成，每次间隔 1～2 周。视网膜激光光凝治疗过程中的激光设置存在 3 个基本要素，分别为光斑大小、曝光时间和输出功率。其中光斑大小一般为后极部 300 μm；赤道部和远周边部 400～500 μm，光斑过小或过大均对治疗效果不利。曝光时间一般设置为 0.2～0.3 秒。PRP 术中的输出功率应以视网膜上出现Ⅲ级光斑为标准（Tso's 分级）来调整大小。此外，模式化激光扫描（pattern scan laser，PASCAL）是一种使用较短脉冲激光一次性完成全视网膜光凝（pan-retinal photocoagulation，PRP）治疗 PDR 的方式，可显著缩短治疗时间，但其受屈光介质影响较大，且较常规 PRP 更易造成新生血管性并发症，尚待更多研究对其进行评估。一般认为当出现以下体征时，要尽快进行

PRP 治疗：①存在新生血管和视网膜前出血或玻璃体积血；②视盘上或视盘周一个视盘直径内存在新生血管；③新生血管面积≥1/4~1/3 个视盘直径，存在或不存在视网膜前或玻璃体腔积血。

对于重度 NPDR 患者，我们建议进行严密监测，通常每 6 个月随访一次，监测是否进展成为 PDR。当发生以下情况时，可以考虑给重度 NPDR 患者进行 PRP 治疗：①高龄的 2 型糖尿病患者；②当患者依从性差或行散瞳眼底检查困难造成 DR 随访不便时；③白内障手术之前，因为这可能与疾病进展有关；④当另外一只眼出现由 PDR 导致的视力下降时，需要立刻对重度 NPDR 患眼进行 PRP 治疗；⑤对于存在 DME 的重度 NPDR 患者，也建议尽早进行 PRP 治疗。

目前，大部分临床医生建议在 PDR 确诊后尽快进行 PRP 治疗，临床观察也发现早期进行 PRP 治疗效果更好。糖尿病视网膜研究（Diabetic Retinopathy Study，DRS）和早期治疗糖尿病视网膜病变研究（Early Treatment Diabetic Retinopathy Study，ETDRS）结果也证实对 PDR 及有严重视力丧失（间隔 4 个月的连续两次随访视力均 <5/200）高风险的患眼进行 PRP 治疗利大于弊，并且推荐上述患者要尽快治疗。然而，早期视网膜光凝也可能存在一些危害。在早期视网膜光凝治疗的患者中，中等程度的视力下降多发生在治疗后 6 周，延迟光凝治疗的患者中该不良反应常出现在治疗 4 个月后。由于 PRP 可能引起视野缩窄、夜盲、色觉异常等症状，可发生黄斑水肿加重、急性青光眼或牵拉性视网膜脱离，

因此，在决定是否进行 PRP 之前，必须要将其不良反应可能带来的视觉功能损害考虑在内。对于还没有达到高危 PDR 阶段的患眼，进行 PRP 之前，要权衡利弊。

（2）局部视网膜光凝术

局部视网膜光凝术（selective photocoagulation）是针对 NPDR 变患眼无灌注区进行选择性视网膜光凝，多中心随机对照临床试验结果表明该治疗可有效地阻止糖尿病视网膜病变的发展，但非光凝组和光凝组的长期视力结果没有显著差异。目前尚待更多临床证据对其治疗方案及有效性进行评估。

（3）黄斑区格栅样光凝术

关于黄斑区光凝减少黄斑水肿的作用机制，尚不十分清楚。目前的观点认为：对水肿区域的视网膜微血管瘤（microaneurysm，MA）进行直接光凝，可减少从 MA 的渗漏，从而减轻黄斑水肿；黄斑区格栅样光凝后，氧气通过激光瘢痕弥散易度增加，从而减轻了视网膜内部缺氧；激光可减少视网膜血管的调节性收缩，从而减少视网膜血管的异常渗漏面积；另外，激光光凝可促进视网膜色素上皮屏障功能的恢复。ETDRS 研究 3 年期结果显示，针对有临床意义的 DME 患眼，视力丧失的发生率在未治疗组为 65%，在延迟激光治疗组为 33%，而在立即进行激光治疗的患者中仅为 13%，由此研究认为发现有临床意义的 DME 后立即进行激光光凝，可以有效地治疗 DME。黄斑区栅格样光凝采用 I 级光斑，光斑直径为 100 μm, 曝光时间为 0.07 ~ 0.10 s。光凝范围应避开中心凹 500 μm 的无血管区, 向外达颞侧 PRP 时激光光凝边缘和上下血管弓之间的区域。范围不够或中心留太大都不能取得好的治疗效果。随着用于黄斑水肿的抗 VEGF 治疗药物的应用, 对于 DME 激光光凝, 许多视网膜专家倾向于使用更弱的激光治疗, 更大的光斑间距, 并建议在治疗过程中对微动脉瘤进行直接光凝, 并应该避免对黄斑中心凹至少 500 μm 内的区域进行光凝。

16. 玻璃体视网膜手术是治疗增殖期糖尿病视网膜病变的有效途径

目前认为, 对于严重的 NPDR 患者及无明显玻璃体积血的 PDR 患者一般采用全视网膜光凝治疗; 而对于高危 PDR 患者行玻璃体视网膜联合手术和（或）联合玻璃体腔内抗 VEGF 药物注射术是有效的治疗途径。

（1）玻璃体视网膜联合手术的适应证及手术时机

对于 PDR 患眼, 玻璃体视网膜联合手术通常适用于牵拉性黄斑脱离（特别是新近发生的）、牵拉性（或合并孔源性）视网膜脱离, 以及玻璃体积血阻碍进行全视网膜光凝治疗的患者。若出现玻璃体积血合并虹膜红变也应考虑尽快施行玻璃体视网膜联合术, 术中联合全视网膜光凝和（或）玻璃体腔注射抗 VEGF 药物。对 PDR 患者进行玻璃体手术的目的为清除玻璃体的混浊和积血，为全视网膜光凝创造条件；解除机化膜对视网膜组织的牵拉，使组织达到解剖复位，保存和提高视力。合并视网膜裂孔时，应采取适当的措施，封闭裂孔并处理其引起的视网膜脱离。

PDR 术前评估对于手术时机的选择至关重要。手术指征及手术时机包括：①发生严重且不易吸收的玻璃体积血时。若为 1 型糖尿病患者，在 3 个月内积血不吸收就可考虑行玻璃体视网膜联合手术。但建议勿早于 1 个月，因为 1 个月内出血状态尚不稳定，玻璃体液化程度低，此时出血不易切净，且存在再次出血的可能；若为 2 型糖尿病患者，则可待 3 ~ 6 个月积血不吸收再行手术，但应根据病情选择手术时机。②发生牵拉性视网膜脱离，尤其是合并视盘、黄斑牵拉时，需考虑玻璃体视网膜联合手术治疗。由于纤维血管组织的收缩，可对视网膜产生前后及切线方向的牵拉力，引起牵拉性视网膜脱离范围的扩大及牵拉性黄斑脱离。视盘旁增生膜常位于视盘的鼻侧，视盘受牵拉后神经纤维变长，轴浆流下降，同时，颞侧及上下血管弓的增生膜可牵拉黄斑变形或移位，患者可有视物变形、视力下降的症状。通过玻璃体视网膜联合手术解除增生膜对视网膜的牵拉，是复位视网膜、改善视力的唯一手段，但若黄斑脱离 3 个月以上，即使手术后视网膜得到复位，视力也难以恢复。③发生致密的黄斑前出血时。若无完全的玻璃体后脱离，致密的黄斑前出血包裹在视网膜内界膜和玻璃体后皮质之间，长时间不能吸收，对视力的影响也极大，应尽早行玻璃体视网膜联合手术，清除玻璃体积血，恢复屈光间质的透明性。

④合并视网膜裂孔时。由于 PDR 患者裂孔通常较小，不易发现，术前应根据裂孔的常见部位，对增生膜底部、附近，以及整个后极部进行详细检查。一般情况下，合并后极部裂孔的牵拉性视网膜脱离常由帐篷样变为球状。⑤发生进行性纤维血管增生时。PDR 患者周边部的增生膜，即使行全视网膜光凝术亦不能完全消退，还可能导致玻璃体积血，此时行玻璃体视网膜联合手术，对改善视力预后有一定效果。⑥伴有黄斑前膜患眼，发生持续不退的黄斑水肿或脂质渗出时，也可行玻璃体视网膜联合手术解除黄斑区的牵拉。

传统的玻璃体手术，使用 20 G 手术器械（手术切口直径约 0.89 mm），手术器械直接通过巩膜穿刺多次进入眼内，对组织的破坏和刺激较大，存在手术创伤大、手术步骤多、手术并发症多、患者恢复慢等缺点。近年来，微创玻璃体手术设备的应用越来越普及。目前在国内较为普及的微切口玻璃体手术设备为 23 G（手术切口直径约 0.6 mm）和 25 G（手术切口直径约 0.5 mm）玻璃体切割头，国内外部分医院也已开展 27 G（手术切口直径约 0.4 mm）的玻璃体视网膜手术。手术器械的改进，明显增加了手术易度，缩短了手术时长，降低了术中、术后并发症的发生率。然而，上述 3 种不同直径的微创玻璃体切割设备，在不同的患者中各有优劣。首先，随着手术器械及切口直径的减小，玻璃体手术灌注和切除效率也随之降低。例如，有研究指出 27 G 玻璃体手术灌注和切除效率分别为 25 G 的 62% 和 80%，因而 27 G 玻璃体切割头在切除浓厚的积血和增生膜时流速较慢,玻璃体切割头容易发生堵塞,行二期硅油取出时也较为困难;亦有研究发现,27 G 与 25 G 玻璃体视网膜手术相比,手术时间及术后并发症发生率均无显著差异。此外,微创玻璃体手术器械,特别是 23 G 以上的器械较柔软,在切除周边部玻璃体、行上方周边视网膜光凝操作时容易弯折,影响手术效果。但由于 25 G 手术器械较 23 G 纤细,在解除视网膜牵拉时更易伸入增殖膜缝隙,从而增加剥膜的效率。故在选择手术设备时,应根据术者习惯及具体患者的眼部情况进行综合考量。

(2) PDR 患眼玻璃体视网膜联合手术的特点及术中并发症的处理

PDR 患者存在下述特点,术中应加以关注。

1)角膜更易水肿,如影响操作,可将角膜上皮刮除,但不宜过早刮除,因为刮除太早可能引起角膜基质水肿。

2)瞳孔不易散大,这是长期糖尿病使得瞳孔括约肌和开大肌或其支配神经受损所致。术中瞳孔缩小可采取以下方法进行纠正:①查看巩膜口是否存在切口过大、灌注液渗漏致眼内压偏低的情况,若存在,应立即升高灌注压,维持眼内压;②频点散瞳药或在角膜缘结膜下注射少量肾上腺素,后者慎用于高血压患者;③于前房注入黏弹剂,注意勿伤晶体。这三种方法中,频点散瞳药简单易行,最常使用。

3)术中易反复出血。在切割、剥除视网膜新生血管膜时均易损伤视网膜血管，导致术中出血。此时，可提高眼内灌注压；若见明确出血点，可电凝止血；用笛针或玻璃体切割头进行玻璃体腔置换以恢复术野的清晰；对视网膜前的出血，建议用带软硅胶头的笛针吸取。当黄斑区有大量视网膜前出血时，其往往有机化膜包裹，此时应刺破该膜，并将"血池"吸除干净。

4）易出现医源性视网膜裂孔。PDR 患眼玻璃体后脱离常不完全，纤维膜与视网膜组织粘连紧密，常不易区分，且视网膜组织常会发生萎缩变薄，术中较易发生医源性视网膜孔。其中医源孔最常出现的部位为锯齿缘和机化膜组织分离处。为预防医源孔的出现，应先清除中轴部混浊积血的玻璃体，然后再切除周边部的混浊。此时，助手可以从巩膜外顶压，帮助术者尽量将周边部的玻璃体切除干净，切勿伤及顶起的视网膜。处理裂孔时，应解除裂孔周围所有牵拉，当裂孔周围视网膜不能展平时，可以做局部的视网膜切开。对视网膜裂孔，尤其是医源性裂孔要及时处理，因为一旦出现裂孔，液体进入视网膜神经上皮下，将很快出现视网膜隆起，活动度增加，手术难度也随之增加。因此，最好在出现视网膜脱离前尽量行孔周乃至全视网膜光凝。

5）小心处理纤维增生膜。增生膜在视盘处粘连相对较松，而在上下血管弓处粘连较紧。处理增生膜时，宜先从增生膜粘连相对疏松的地方开始，仔细寻找膜组织与视网膜无粘连的"孔隙"，用玻璃体切割头将膜"咬断"，或用气动视网膜剪剪断增生膜，使其成为一个个"孤岛"，然后用玻璃体切割头将"孤岛"

缩小或全部"吃掉",注意此时要用高速玻璃体切割头,负压吸引要相对减低。对于血管成分丰富的纤维增生膜,建议术前行抗VEGF治疗,1~2周后再行玻璃体视网膜联合手术,这样可以减少剥膜时出血的风险。对于增生膜,不必强求处理干净,只要达到去除遮挡、解除对视网膜的牵拉即可。

(3) PDR患眼玻璃体视网膜联合手术的术后并发症及处理措施

给予PDR患眼进行玻璃体视网膜联合手术,术后并发症常难以避免,应在术前就加以了解并熟识处理方法,给予患者较为明确的交代。

1)发生玻璃体再次出血。此情况多发生在术后1~2天,不必马上处理,因为玻璃体切除术后出血较易吸收。术中行玻璃体腔注射抗VEGF药物,可以减少术后玻璃体再出血的概率。

2)原有白内障加重。约90%的患者术后有晶状体后囊不同程度的混浊,注入硅油后的患眼晶状体常出现核性混浊,呈棕黄色。若后囊混浊程度较轻,对视力影响不大,可暂时观察。若混浊严重,在视网膜复位的情况下,可在取出硅油的同时行白内障摘除术;对于人工晶状体眼,可采用YAG激光后囊切开术进行治疗。

3)眼压升高。术后眼压升高可由多种原因引起,应结合具体情况进行分析和应对。术后轻度眼压升高多数与手术后的炎症反应有关,可在常规抗炎对症治疗的基础上联合应用1种或2种降眼压药物点眼治疗。中度眼压升高，大于 40 mmHg 的患者，可考虑前房穿刺，放出适量房水以减低眼压，并联合降眼压药物进行治疗；眼压升高且药物治疗无效的患者，应分析原因，必要时考虑再次手术治疗，如由硅油或气体填充过量引起，可放出少量的硅油或气体；术中、术后有玻璃体积血者，应考虑血影细胞性青光眼可能，前房穿刺行血影细胞检查有助诊断，穿刺口间断释放房水是有效的治疗手段。

4）角膜上皮缺损或延迟愈合。玻璃体视网膜联合手术后，尤其术中行角膜上皮刮除者，可出现角膜上皮缺损或延迟愈合，此时可用促角膜上皮修复的药物，症状重者，可佩戴角膜绷带镜。部分患眼，尤其是硅油存留患眼，晚期可能发生角膜带状变性。

5）新生血管性青光眼。手术本身，特别是联合晶状体手术且后囊破损时，可刺激虹膜新生血管形成，继发新生血管性青光眼。术中尽量完成全视网膜光凝或周边视网膜冷凝，可降低新生血管性青光眼的发生率。玻璃体腔或前房注射抗 VEGF 药物也可达到较好地清除虹膜新生血管的效果。

17. 分子药物为糖尿病视网膜病变治疗提供新思路

DR 与糖尿病、高血压、高脂血症史密切相关。传统上它被认为是一种微血管疾病，但也涉及视网膜神经系统的病变。在 DR 的不同时期，系统干预非常重要。严格控制血糖、血压、血脂是治疗 DR 的基本对策。在控制血糖、血压、血脂及治疗眼部病变的基础上，促进血液循环，增加眼部供血，对 DR 的防治也具有一定的辅助作用。分子靶向药物是未来医学的发展目标，其最终实现依赖于对疾病机制的研究及对疾病分子层面病因学的彻底了解。随着人们对 DR 发病机制和潜在分子靶点认识的不断深入，已有多种相应的小分子药物进入临床研究。

（1）血糖的管理

糖尿病微血管病变的发生与糖尿病长期管理不善有关，良好的血糖控制可以避免和（或）延缓 DR 的形成和进展。对于糖尿病视网膜病变患者，制定科学、合理、精准的血糖控制方案与目标，同时重视降糖的速度与幅度，将 HbA1c 控制在 6.5% 以下，对病情的控制更有益处。现阶段认为，各类降糖药物均可通过血糖控制来达到改善 DR 的效果。然而，有临床研究指出，噻唑烷二酮类药物（罗格列酮、吡格列酮）可能会促进 DME 的产生，但也有大样本横断面研究提出，此类药物的使用对 DME 的发生及进展并无影响，因此对于存在 DME 的患者，使用噻唑烷二酮类降糖药应更为谨慎。无论是 1 型糖尿病还是 2 型糖尿病合并胰岛素缺乏的患者，外源性胰岛素的使用都能延缓其 DR 的发展。

（2）血压的控制

控制血压是否有利于延缓 DR 的病情进展，尚需大量临床研究明确。DR 的发病机制与肾素 - 血管紧张素系统（renin - angiotensin system，RAS）相关。目前的临床医学证据证实，RAS 阻滞剂是延缓早期 DR 最有效的药物，包括血管紧张素转换酶抑制剂和血管紧张素 Ⅱ 受体拮抗剂。然而，RAS 阻断剂在 DR 中独立于血压之外的预防及治疗作用并不十分确定。有分析认为，血管紧张素转换酶抑制剂（卡托普利）除了能降低血压外，还能减轻视网膜血管痉挛，调节血管内皮细胞的功能。也有系统性综述数据显示，降低血压对 DR 有显著益处，但各种降血压药物之间的差异并无显著性。现阶段，对于合并高血压的糖尿病患者，推荐 RAS 阻滞剂作为首选降压药物，但不推荐其作为预防视网膜病变的药物用于血压正常的糖尿病患者。

（3）血脂的调节

非诺贝特是一种常用且安全的口服降脂药，有证据表明贝特类药物可有效治疗 DME。FIELD 研究和 ACCORD 研究表明，非诺贝特可以减少 PDR、DME 患者眼底激光次数，延缓 DR 的进展。与辛伐他汀单药治疗相比，非诺贝特联合辛伐他汀可显著延缓糖尿病视网膜病变的进展。除降脂作用外，非诺贝特还可以通过改善视网膜血管渗漏、白细胞淤滞和血管内皮生长因子水平，以及减少内皮细胞和外周细胞的损失来延缓 DR 的进展。但由于其对心脑血管缺乏保护作用，尚未纳入 DR 的常规防治。

（4）改善微循环

羟苯磺酸钙是一种口服血管保护剂，通过降低微血管壁通透性和血液黏度、抑制血小板聚集、抗氧化、保护血管等作用，达到早期治疗 DR 的目的。临床研究表明，它可以改善早期 DR 的体征，如微血管瘤、出血和硬性渗出；同时对于中晚期 DR，羟苯磺酸钙联合激光光凝或抗 VEGF 治疗，可以改善血流动力学，降低黄斑厚度，进一步保护残存视功能。其他有助于改善微循环的药物包括胰激肽原酶、血管保护类药物（递法明）、抗凝血类药物（华法林、希美加群）、抗血小板凝集类药物（阿司匹林、氯吡格雷）、血管扩张类药物（尼莫地平、氨力农）、抗胆碱能药物（东莨菪碱）等。上述药物虽然对改善微循环有一定作用，可作为 DR 的辅助治疗，但视网膜激光光凝仍是重度 DR 患者的主要治疗方法。

（5）中医药的应用

中医认为，DR 属于血灌瞳神、视瞻昏渺等范畴，可采用内治、外治、专方论治等多种治疗方案。目前，中药作为治疗 DR 的辅助用药，以单方剂为主，如葛根素、穿心莲内酯、复方丹参、芪明颗粒和血栓通胶囊等。芪明颗粒及复方丹参滴丸均获批用于治疗 2 型糖尿病 NPDR。需要强调的是，中成药的选用应与中药证型相适应，规范使用。同时，中草药复方制剂成分复杂，化学成分不确定，其有效成分和药理作用有待进一步研究。

（6）分子药物治疗的前景

随着医学技术的发展，药物治疗必然会朝着高效、低不良反应的方向发展。分子药物因其可与特定受体"靶向"结合，具有较高的专一性，可减少激活非治疗目标受体的机会，从而减少潜在的不良反应。因此，设计针对特定细胞表面结合位点的药物，靶向性地作用于目标因子，可在充分发挥其治疗作用的同时，减少对其他环境因子的干扰。例如，为了抑制 DR 中的新生血管形成，可以设计更具有专一性的抗 VEGF 药物，在减低甚至不干扰正常生理性 VEGF 水平的情况下，抑制病理性 VEGF 的分泌。研究认为，DR 早期会经历氧化应激阶段，此时视网膜炎症反应加重。针对此期的炎症反应，设计出炎症细胞因子的特异性抑制剂，可减轻炎症在 DR 和 DME 早期发展中的作用，改善预后。

Fasudil 是 RHO 激酶（ROCK）抑制剂，可以缓解视神经损伤动物模型的眼部损伤。有研究者将 Fasudil 与抗 VEGF 药物联合应用于 DR 患者，结果证实，在 Intravacizumab-fasudil 联合组中，54.5% 的患者最佳矫正视力（best corrected visual acuity，BCVA）提高了 15 个字母以上，推测 Fasudil 可能会增强和延长抗 VEGF 药物的治疗效果。THR-149 是一种血浆激肽释放酶抑制剂，具有良好的安全性。有研究者将其应用于 DR 患者，单次注射 THR-149 后，患者的 BCVA 平均增加了 6.4 个字母，改善了患者的视力预后。目前，该药已成功完成 I 期临床试验，正在进行 II 期临床试验。维生素 D 对糖尿病所致的血管病变有保护作用。人软骨糖蛋白 39（BRP-39/YKL-40）是血管异常的生物标志物，可加重糖尿病及其并发症，单细胞趋化蛋白 1（MCP-1）被认为会影响血管通透性。临床试验表明，维生素 D 可以通过抑制血清 YKL-40 和

MCP-1 的含量来减轻糖尿病的血管并发症。

综上，对于 DR 患者，严格控制血糖、血压、血脂，对改善微循环障碍、机体代谢异常和预防 DR 发生、发展有一定疗效。通过内科与眼科之间的深度跨学科合作，科学规范处理眼部及全身并发症，可明显降低失明率，提高患者生活质量。随着人们对 DR 发病机制和潜在分子靶点的认识不断深入，将有更多的小分子药物进入临床研究及应用。

18. 基因治疗有望成为一种较为理想的糖尿病视网膜病变治疗新方法

基因治疗是指利用基因转移技术，将外源基因导入患者合适的受体细胞，通过基因置换、基因沉默、基因添加或基因校正等方式治疗某些疾病。基因治疗可以持续释放外源基因或非编码序列，用于纠正体内异常表达的基因，而无须反复干预，可减轻患者的治疗痛苦，显著提高患者的依从性。由于其作用持续时间较长，不良反应较小，因此可用于疾病早期的干预性治疗。基因治疗作为一种新型治疗方法备受关注，成为动物实验和临床医学的热点。眼球作为基因治疗的靶组织，具有其他器官组织无法比拟的优势。首先，它具有天然的免疫屏障，局部注射对全身几乎没有影响。其次，眼部注射具有操作简便、观察容易且直观、随访方便等诸多优点，因此，越来越多与 DR 相关的基因和载体被发现并得到优化，有望成为一种较为理想的 DR 治疗方法。

（1）载体的选择

在基因治疗中，选择合适的载体将外源基因导入靶细胞非常重要。目前，基因转移技术主要分为病毒依赖性和非病毒依赖性基因转移两种。前者常用的病毒载体包括腺相关病毒（adeno-associated virus，AAV）、腺病毒、慢病毒、单纯疱疹病毒等。近年来，AAV 介导的基因治疗已在大多数研究中获得批准。非病毒依赖性基因转移技术则采用的是现代物理或化学方法将基因导入靶细胞。与病毒载体相比，非病毒载体具有较低的免疫原性和较高的安全性。同时，随着材料科学和纳米技术的发展，非病毒载体的递送效率明显提高，给药方式也逐渐优化，有望成为基因治疗的主要载体。

（2）目标基因的选择

目前 DR 基因治疗的研究主要集中在 3 个方面：减少 DR 病程中的视网膜新生血管形成、保护视网膜血管和视神经功能、改变 DR 相关表观遗传修饰基因。

1）减少视网膜新生血管形成

促血管生成和抗血管生成因子之间的失衡是视网膜血管形成的主要原因，视网膜新生血管形成是 PDR 的主要特征。抑制血管内皮细胞增生并实现促新生血管因子与抗新生血管因子之间的平衡，是 DR 基因治疗的主要目标。

① 拮抗促新生血管因子：作为促新生血管生成因子，VEGF

已成为 DR 基因治疗的重要靶点。基因治疗拟将抗 VEGF 引入眼内并持续表达，争取达到单次注射持续数年的目标。Flt-1 是 VEGF-1 受体的可溶性剪接变异体，可以通过结合 VEGF 受体和胎盘生长因子来抑制新生血管形成。RGX-314 是 Regenxbio 研发的基因治疗药物，利用腺相关病毒 AAV8 携带编码 VEGF 单克隆抗体的基因片段来中和 VEGF 活性。接受 RGX-314 的患者中，73% 在 9 个月后仍然不需要补充注射抗 VEGF 药物。ADVM-022 是一种以腺相关病毒为载体的基因治疗药物，在眼中持续提供抗 VEGF 抗体（阿柏西普）。研究显示，高剂量 ADVM-022 注射组的患者不再需要补充抗 VEGF 治疗，术后最佳矫正视力得到改善。

AGEs 被认为是糖尿病患者高血糖诱发血管损伤的原因之一。RAGE 属于免疫球蛋白超家族，可以与 AGEs 结合降低 VEGF 的表达，从而减少新生血管形成。

② 增加抗新生血管因子：色素上皮衍生因子（pigment epithelium derived factor，PEDF）主要参与抑制多种缺血缺氧因素所致的视网膜血管内皮细胞损伤和视网膜血管生成，促进光感受器的存活。使用新型载体 pEPito 转染体外培养的人视网膜色素上皮细胞和糖尿病大鼠视网膜，可使 PEDF 过表达长达 3 个月，在此期间视网膜中 VEGF 的表达显著降低，葡萄糖转运效率显著降低，小胶质细胞的活性及其引起的炎症反应也显著降低。

其他可用于基因治疗的抗血管生成剂包括血管抑素、内皮抑素、组织金属蛋白酶抑制剂-3、尿激酶型纤溶酶原激活剂的氨基端片段等。Campochiaro 等通过对美国 3 个临床研究中心所招募受试者视网膜下注射携带有血管抑素和内皮抑制素的慢病毒载体后进行观察，发现其可达到抗血管生成的效果。

2）保护视网膜血管和视神经功能

通过对 DR 发病机制的深入探索，许多研究将焦点集中在防止视网膜血管功能障碍和神经元细胞凋亡或损伤上。研究者们提出假设，在 DR 早期视网膜血管损伤不严重时，及时采取保护性治疗，可能是 DR 基因治疗的一个新的切入点。

① 拮抗补体系统活化：在 DR 进展过程中，补体系统异常激活，膜攻击复合物（membrane attack complex，MAC）过度产生，在一定程度上导致血管内皮细胞和神经元的凋亡。因此，抑制 MAC 的形成及积聚可延缓 DR 的进展。Adhi 等的研究发现，一种 MAC 抑制剂——可溶性 CD59，可以保护神经元免受损伤，同时抑制血管内皮细胞的凋亡，有助于保持血 - 视网膜屏障的完整性。

② 补充外源性神经营养因子：神经营养因子在视网膜神经元和神经胶质细胞的存活和功能调节中起着非常重要的作用。其中脑源性神经营养因子（BDNF）是 DR 发生发展中最重要的神经保护因子。Gong 等的研究发现，与未转染组相比，玻璃体内注射 AAV 转导的 BDNF 基因，可以提高糖尿病大鼠 RGC 细胞的存活率并明显改善视网膜功能。

③ 减少氧化应激：在 DR 患者中，除一系列信号通路改变导致活性氧自由基的产生增加外，抗氧化酶的活性和表达也显著降

低。其中，锰超氧化物歧化酶（MnSOD）是一种主要的线粒体抗氧化酶。在糖尿病动物模型中，通过 AAV 转染 *MnSOD* 基因，可以上调视网膜中 MnSOD 的水平和活性，从而减少视网膜血管内皮细胞和周细胞的凋亡，减轻高血糖环境所致的氧化应激损伤，对糖尿病引起的微血管病变起到重要的保护作用。

④ 其他：促血管生成素-1（Ang-1）是一种血管保护因子，与内皮 Tie-2 受体结合可降低 VEGF 的表达，维持内皮细胞之间的紧密连接，降低血管通透性，减少血管渗漏。Cahoon 等发现，将 COMP-Ang1 转染到 Ins2Akita 小鼠玻璃体腔内，对于微血管和神经损伤可取得显著且持久的修复效果。

EPO 能抑制视网膜神经节细胞凋亡，保护血 - 视网膜屏障。2010 年美国开展早期临床试验，通过向玻璃体腔内注射 EPO 治疗 5 例糖尿病合并顽固性黄斑水肿患者（经其他治疗黄斑水肿无改善），首次注射后黄斑水肿减轻，视力有不同程度的改善。

PF-04523655 DNA 损伤诱导转录子 4（DDIT4/RTP801）是一种关键蛋白，是由缺氧诱导因子 1 相应基因表达的关键蛋白，在 DR 动物模型中呈现明显的上调趋势。PF-04523655 是 *RTP801* 基因的一种靶向 siRNA 药物，对高血糖引发的黄斑水肿具有治疗作用。在临床试验阶段，与单纯雷珠单抗注射组相比，PF-04523655 和雷珠单抗联合用药组患者的 BCVA 改善幅度提高了 2.7 个字母。

3）改变 DR 相关表观遗传修饰基因

表观遗传修饰在糖尿病的发病机制中起着重要作用，因为它可以在不改变 DNA 序列的情况下沉默或激活特定的基因位点，从而调控基因表达。表观遗传修饰主要包括 DNA 甲基化、组蛋白修饰和非编码 RNA 的作用。例如，微小 RNA（miRNA）是一种小型的非编码 RNA，Mitra 等利用纳米颗粒介导的 mir200-b 来调节 VEGF 受体 2 的表达，以减少视网膜新生血管的形成。

（3）挑战与前景

DR 仍然是严重损害患者视力的临床问题之一。目前，可用于 DR 基因治疗的载体和基因越来越多。然而，由于基因治疗存在转染率低、靶向性差、伦理等多方面问题，目前对 DR 基因治疗的研究大多仅限于动物实验阶段，对人体的研究数据还很少。DR 是一种多因素、病因复杂的疾病，如何高效转染多个基因并将其应用于人群将是未来 DR 基因治疗的重要挑战。这些问题取决于基因治疗相关技术的发展，包括提高病毒载体的安全性和有效性，人工合成转染率高的非病毒载体，寻找更安全有效的基因转移方法等；同时继续深入探索 DR 发病机制，筛选与 DR 发生发展密切相关的靶基因，关注 miRNA 在 DR 中的作用，寻找新的基因治疗靶点。此外，干细胞疗法可能成为延缓 DR 进展的新方向。未来，结合最新干细胞技术的基因治疗具有潜在优势和广阔前景，值得进一步的临床研究。

参考文献

1. EVANS J R, MICHELESSI M, VIRGILI G. Laser photocoagulation for

proliferative diabetic retinopathy. Cochrane Database Syst Rev, 2014, 2014（11）：CD011234.

2. CHAPPELOW A V, TAN K, WAHEED N K, et al. Panretinal photocoagulation for proliferative diabetic retinopathy：pattern scan laser versus argon laser. Am J Ophthalmol, 2012, 153（1）：137 – 142, e132.

3. SATO Y, KOJIMAHARA N, KITANO S, et al. Multicenter randomized clinical trial of retinal photocoagulation for preproliferative diabetic retinopathy. Jpn J Ophthalmol, 2012, 56（1）：52 – 59.

4. NARUSE Z, SHIMADA H, MORI R. Surgical outcomes of 27-gauge and 25-gauge vitrectomy day surgery for proliferative diabetic retinopathy. Int Ophthalmol, 2019, 39（9）：1973 – 1980.

5. 中华医学会糖尿病学分会视网膜病变学组. 糖尿病相关眼病防治多学科中国专家共识(2021 年版). 中华糖尿病杂志, 2021, 13（11）：1026 – 1042.

6. Intensive blood-glucose control with sulphonylureas or insulin compared with conventional treatment and risk of complications in patients with type 2 diabetes（UKPDS 33）. UK Prospective Diabetes Study（UKPDS）Group. Lancet, 1998, 352（9131）：837 – 853.

7. SJØLIE A K, KLEIN R, PORTA M, et al. Effect of candesartan on progression and regression of retinopathy in type 2 diabetes（DIRECT-Protect 2）：a randomised placebo-controlled trial. Lancet, 2008, 372（9647）：1385 – 1393.

8. EMDIN C A, RAHIMI K, NEAL B, et al. Blood pressure lowering in type 2 diabetes：a systematic review and meta-analysis. JAMA, 2015, 313（6）：603 – 615.

9. KEECH A C, MITCHELL P, SUMMANEN P A, et al. Effect of fenofibrate on the need for laser treatment for diabetic retinopathy（FIELD study）：a randomised controlled trial. Lancet, 2007, 370（9600）：1687 – 1697.

10. ZHANG X, LIU W, WU S, et al. Calcium dobesilate for diabetic retinopathy：a systematic review and meta-analysis. Sci China Life Sci, 2015, 58（1）：101 – 107.

11. 孙静, 刘新明. 中西医结合治疗糖尿病视网膜病变研究进展. 糖尿病新世界, 2019, 22（15）：192 – 193.

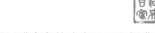

12. LI W, WEBSTER K A, LEBLANC M E, et al. Secretogranin III: a diabetic retinopathy-selective angiogenic factor. Cell Mol Life Sci, 2018, 75(4): 635 –647.

13. CLERMONT A, MURUGESAN N, ZHOU Q, et al. Plasma kallikrein mediates vascular endothelial growth factor-induced retinal dysfunction and thickening. Invest Ophthalmol Vis Sci, 2016, 57(6): 2390 –2399.

14. JAMALI N, SORENSON C M, SHEIBANI N. Vitamin D and regulation of vascular cell function. Am J Physiol Heart Circ Physiol, 2018, 314(4): H753 –H765.

15. KAUFMANN K B, BÜNING H, GALY A, et al. Gene therapy on the move. EMBO Mol Med, 2013, 5(11): 1642 –1661.

16. 樊倩, 张悦. 基因治疗在糖尿病视网膜病变中的研究进展. 中国城乡企业卫生, 2020, 35(5): 76 –79.

17. OLIVEIRA A V, ROSA D C A, SILVA G A. Non-viral strategies for ocular gene delivery. Mater Sci Eng C Mater Biol Appl, 2017, 77: 1275 –1289.

18. SHIBUYA M. VEGF-VEGFR SIGNALS in HEALTH and DISEASE. Biomol Ther (Seoul), 2014, 22(1): 1 –9.

19. RODRIGUES G A, SHALAEV E, KARAMI T K, et al. Pharmaceutical development of AAV-based gene therapy products for the eye. Pharm Res, 2018, 36(2): 29.

20. GRISHANIN R, VUILLEMENOT B, SHARMA P, et al. Preclinical evaluation of ADVM- 022, a novel gene therapy approach to treating wet age-related macular degeneration. Mol Ther, 2019, 27(1): 118 –129.

21. SALEH I, MARITSKA Z, PARISA N, et al. Inhibition of receptor for advanced glycation end products as new promising strategy treatment in diabetic retinopathy. Open Access Maced J Med Sci, 2019, 7(23): 3921 –3924.

22. CALADO S M, DIAZ-CORRALES F, SILVA G A. pEPito-driven PEDF expression ameliorates diabetic retinopathy hallmarks. Hum Gene Ther Methods, 2016, 27 (2): 79 –86.

23. WANG J H, LING D, TU L, et al. Gene therapy for diabetic retinopathy: are we ready to make the leap from bench to bedside?. Pharmacol Ther, 2017, 173: 1 –18.

24. CAMPOCHIARO P A, LAUER A K, SOHN E H, et al. Lentiviral vector gene transfer of endostatin/angiostatin for macular degeneration (GEM) study. Hum Gene Ther, 2017, 28(1): 99 - 111.

25. ADHI M, CASHMAN S M, KUMAR-SINGH R. Adeno-associated virus mediated delivery of a non-membrane targeted human soluble CD59 attenuates some aspects of diabetic retinopathy in mice. PLoS One, 2013, 8(10): e79661.

26. GONG Y, CHANG Z P, REN R T, et al. Protective effects of adeno-associated virus mediated brain-derived neurotrophic factor expression on retinal ganglion cells in diabetic rats. Cell Mol Neurobiol, 2012, 32(3): 467 - 475.

27. CAHOON J M, RAI R R, CARROLL L S, et al. Intravitreal AAV2. COMP-Ang1 prevents neurovascular degeneration in a murine model of diabetic retinopathy. Diabetes, 2015, 64(12): 4247 - 4259.

28. LI W, SINCLAIR S H, XU G T. Effects of intravitreal erythropoietin therapy for patients with chronic and progressive diabetic macular edema. Ophthalmic Surg Lasers Imaging, 2010, 41(1): 18 - 25.

29. NGUYEN Q D, SCHACHAR R A, NDUAKA C I, et al. Dose-ranging evaluation of intravitreal siRNA PF-04523655 for diabetic macular edema (the DEGAS study). Invest Ophthalmol Vis Sci, 2012, 53(12): 7666 - 7674.

30. ZHANG Y, SUN X, ICLI B, et al. Emerging roles for microRNAs in diabetic microvascular disease: novel targets for therapy. Endocr Rev, 2017, 38(2): 145 - 168.

31. MITRA R N, NICHOLS C A, GUO J, et al. Nanoparticle-mediated miR200-b delivery for the treatment of diabetic retinopathy. J Control Release, 2016, 236: 31 - 37.

（冯宇　罗婧婷　周金琼　整理）

抗 VEGF 在糖尿病视网膜病变的治疗中应用广泛

19. VEGF 在糖尿病视网膜病变发生发展中发挥着重要的作用

VEGF 是一种小分子的碱性分泌性糖蛋白，它可以促进血管内皮细胞有丝分裂，具有高度特异性，在正常人中较低水平的 VEGF 对维持眼部血管的完整是必要的。目前已在人及其他动物的眼、脑、肝、肾等组织中发现。人眼视网膜中的多种细胞均可合成并分泌 VEGF，如周细胞、视网膜血管内皮细胞、视网膜色素上皮细胞（retinal pigment epithelium，RPE）、视网膜神经节细胞和胶质细胞等，这些细胞生理性分泌的 VEGF 始终保持在较低水平，用以维持视网膜血管的正常生物学活性。目前已发现了 7 种 VEGF 类的分泌型糖蛋白家族，具体包括 VEGF-A、VEGF-B、VEGF-C、VEGF-D、VEGF-E、VEGF-F 和胎盘生长因子（placental growth factor，PLGF），其中 VEGF-A 即为通常所说的 VEGF，VEGF-A 在新生血管的形成中发挥重要作用。VEGF 可以促进血管内皮增生，是血管正常发育必不可少的细胞因子，在动脉、静脉及淋巴管中均可提取到。目前已经发现 3 个具有功能的酪氨酸激酶 VEGF 受体，分别为：①VEGFR-1，即 fms 样酪氨酸激酶-1（fms-liketyrosine kinase-1，Fit-1）；② VEGFR- 2，即胎肝激酶- 1（fetal liver kinase- 1）；③VEGFR-3，即 fms 样酪氨酸激酶-4（fms-liketyrosine kinase-4，Fit-4）。VEGF-A 主要激活 VEGFR-1 与 VEGFR-2 两个受体来发挥生物学作用，研究显示 VEGFR-2 通路相比 VEGFR-1 具有更强的生物学活性，其通过激活下游通路来促进内皮细胞的生长分裂，增加血管通透性。但也有研究显示，阻断 VEGFR-1 通路同样可以抑制肿瘤及视网膜的血管形成，所以两种受体间可能存在有交叉作用。在人类正常的视网膜组织中 VEGFR-1 为主要的受体，但当发生糖尿病视网膜病变时，VEGFR-2 的数量会随之上升。缺氧是导致 VEGF 基因表达上调的最显著的因子之一，慢性高血糖能导致晚期糖基化终末产物的堆积，这可能是高血糖患者视网膜中 VEGF 基因表达提高的主要原因。

　　糖尿病视网膜病变是 1 型糖尿病和 2 型糖尿病常见的微血管并发症之一，可严重损伤患者的视力，特别是进展为 PDR 时。DR 基本的病理特征为：高血糖状态可引起视网膜毛细血管内皮细胞氧合作用的异常，从而导致微循环障碍，早期表现为微动脉瘤、视网膜微血管异常、视网膜毛细血管基底膜增厚、周细胞变

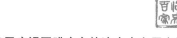

性和内皮细胞减少等改变。晚期表现为视网膜新生血管的形成及血－视网膜屏障的破坏。而新生血管的形成则标志着病情进入了 PDR 阶段。

VEGF 在 DR 的发生发展中发挥着重要的作用，其最主要的致病机制是参与新生血管的形成及血－视网膜屏障的破坏。随着 DR 病情的延长，VEGF 在眼内表达量逐渐增加，表达范围逐渐扩大，尤其在视网膜局部更为明显。并且在 PDR 患者中，其 VEGF 水平明显高于 NPDR 患者，提示血浆 VEGF 水平与 DR 的严重程度呈正相关。VEGF 受体主要在血管内皮细胞上表达，可刺激视网膜毛细血管内皮细胞的迁移、分裂、增生，影响内皮细胞功能从而启动并调控血管的发生过程，促进眼内新生血管的形成。同时 VEGF 受体过度表达可以促进血管内皮细胞和周细胞的凋亡，使毛细血管通透性增强，引起血－视网膜屏障破坏，液体渗漏，造成黄斑区视网膜血管渗漏和水肿，即 DME。此外，VEGF 还可以介导促炎因子，如细胞因子、趋化因子和血管细胞黏附分子，在糖尿病视网膜病变的发生及进展中发挥作用，并且可以直接作用于细胞间的紧密连接相关蛋白引起内皮细胞损伤和死亡及毛细血管无灌注。有研究表明，在糖尿病患者的房水中可以发现高水平的 VEGF，在糖尿病大鼠体内，可以发现 VEGF/VEGF 受体的表达在背景期 DR 视网膜组织中明显上调。

以上的研究结果说明，VEGF 是 DR 发展的重要诱发因子之一，新生血管是 DR 进入 PDR 的标志，尤其是 VEGF 可以调节血管发生、促进新生血管的形成，促使 DR 向更为严重的 PDR 发展。同时，VEGF 也可导致血 – 视网膜屏障的破坏，这是诱发 DME 造成严重视力损伤的主要原因之一。因此，针对 VEGF 的靶向治疗对于糖尿病视网膜病变患者来说具有重要意义。

20. 对抗 VEGF 药物的分子特性及药物不良反应需保持警惕

目前用于 DR 治疗的抗 VEGF 药物主要包括贝伐单抗、雷珠单抗、阿柏西普与康柏西普。

贝伐单抗为全长的人源性抗 VEGF 单克隆抗体，主要与 VEGF-A 特异性结合发挥作用。其制造成本低，价格相对低廉，但缺乏应用于糖尿病视网膜病变治疗的大规模临床研究，现在临床上应用较少。

雷珠单抗在贝伐单抗的基础上发展而来，其通过敲除抗 VEGF 单克隆抗体的 Fc 段，减少了药物分子量，增强了与 VEGF 的亲和力，其作用靶点主要为 VEGF-A，而较贝伐单抗对 VEGF-A 的亲和力更强，目前在糖尿病视网膜病变的治疗中应用最广，许多研究证明了其对 DME 及 PDR 治疗的有效性。

阿柏西普是一种融合蛋白，系由 VEGFR-1 的结构域 2 和 VEGFR-2 的结构域 3 串联，并与人免疫球蛋白 IgG 的 Fc 片段重组构成，其作用靶点包括 VEGF-1、VEGF-2 与 PLGF。有研究显示相比雷珠单抗与贝伐单抗，阿柏西普具有对 VRGF 更强的亲和力和更长的结合时间。

康柏西普是 2013 年上市的一种国产抗 VEGF 药物，系一种 VEGF 受体与人免疫球蛋白 IgG 的 Fc 段基因重组的融合蛋白，其由 VEGFR-1 的结构域 2 和 VEGFR-2 的结构域 3、结构域 4 串联，并与人免疫球蛋白 IgG 的 Fc 片段重组构成。该药物作用靶点包括 VEGF-1、VEGF-2 与 PLGF。

大部分临床试验报道证实抗 VEGF 药物具有良好的安全性。然而，抗 VEGF 药物玻璃体腔注射也可能导致一系列与操作相关的不良事件，如眼内炎、外伤性白内障、眼压升高、局部出血、葡萄膜炎、视网膜脱离等，在临床操作时严格遵守无菌操作、明确注射穿刺点并在术后监测眼压变化可以使操作导致的不良事件大大减少。除此之外，药物本身的不良反应包括局部不良反应和全身不良反应。VEGF 本身对于眼球血管的维持发挥有重要作用，其对于脉络膜毛细血管的维持同样具有重要作用。对湿性老年性黄斑病变患者的研究显示，长期注射抗 VEGF 药物可能导致眼底地图样萎缩，但是否会导致糖尿病视网膜病变患者出现地图样萎缩仍需进一步研究。

此外，VEGF 在大脑中的神经营养作用已被证实，近些年的研究显示其可能也在视网膜发挥着相似的作用，因此长期注射抗 VEGF 药物是否会导致视网膜萎缩仍需要进一步研究。此外，除了局部不良反应，还有学者认为局部抗 VEGF 药物可能会提高心血管不良事件发生的风险，尤其是对于 DR 患者，因其全身血管状况差，并且经常需要双眼注射药物，提高了局部药物浓度，可能更容易发生心血管不良事件。虽然大规模的临床试验没有显示重大的全身不良事件的发生，但临床医生仍需要在治疗过程中保持警惕。

21. 抗 VEGF 治疗的合理应用至关重要

PDR 的一线治疗传统上包括全视网膜激光光凝术、玻璃体切除术，后者用于治疗持续性玻璃体积血或继发了牵拉性视网膜脱离的 PDR。既往只能通过严格的代谢调节和视网膜激光光凝才能控制 DR 从轻度非增生期病变不可逆性进展为增生期病变。最近，抗 VEGF 玻璃体腔内注射的治疗效果，使人们对 DR 进展有了新的认识。有研究指出，玻璃体腔抗 VEGF 注射可以部分代替 PRP 或与 PRP 联合使用。

抗 VEGF 玻璃体腔内注射是治疗 PDR 和 DME 的有效方法。VEGF 有多种亚型，包括 VEGF-A、VEGF-B、VEGF-C、VEGF-D 和胎盘生长因子。VEGF-A 是公认的参与 PDR 和 DME 发病机制的 VEGF 家族成员。目前和以往用于治疗 PDR 和 DME 的抗 VEGF 包括阿柏西普（美国）、雷珠单抗（美国/瑞士）和贝伐单抗（美国）。近年来，国产抗 VEGF——康柏西普（成都康宏生物技术有限公司）在 DME 的治疗中也得到了广泛应用。康柏西普是一种重组人 VEGF 受体-Fc 融合蛋白，与贝伐单抗和雷珠单抗相比，它对 VEGF 具有更强的亲和力，能阻断 VEGF-A、VEGF-B、VEGF-C

异构体和胎盘生长因子。

有研究者提出，上述任何一种抗 VEGF 药物玻璃体腔内注射治疗，均可以在一定程度上延缓 DR 的进展，并且在许多患者中甚至可以减轻 DR 的严重程度——似乎逆转了病程，让时间倒流。临床发现，在接受抗 VEGF 治疗的 DME 患者中，可观察到视网膜病变回退，严重程度分级下降。对 RISE 和 RIDE 试验的回顾性分析显示，在每月注射 0.3 mg 雷珠单抗 2 年后，37% 的患者视网膜病变严重程度分级回退了 2 级以上。对糖尿病视网膜病变临床研究网络（DRCR. net）T 方案的结果进行回顾性分析发现，3 种抗 VEGF 药物——贝伐单抗、雷珠单抗和阿柏西普在控制 DR 方面均有相似的疗效。近期研究结果也显示，62% 的患者连续 3 个月每月注射一次阿柏西普，然后每个季度注射一次，在随访 2 年时，DR 严重程度评分保持了两个级别以上的下降。DRCR. net 的 S 方案和 CLARITY 研究表明，抗 VEGF 药物也有益于 PDR 的治疗效果。研究显示，与 PRP 相比，玻璃体内注射抗 VEGF 药物（雷珠单抗）可改善糖尿病视网膜病变严重程度量表（DRSS）评分，患者的预后视力显著优于全视网膜激光光凝治疗，患者周边视野缺损明显减少，DME 的发生率明显减少，需要进行 PPV 的患者数量也有所减少。一项研究显示，在 PRIDE 研究的前 12 个月，与PRP 治疗相比，玻璃体腔内注射雷珠单抗抑制了新生血管形成，并保持了更好的视力。然而，此效果优势并未能持续到 24 个月后。另外，DRCR. net 的 T 方案试验的结果显示，对于基线最佳矫正视力≤0.4 的患者，阿柏西普在改善视力方面优于雷珠单抗和贝伐单抗。

有研究指出，玻璃体内抗 VEGF 药物与 PRP 联合治疗有利于 PDR 病情的控制和预后的改善。Filho 等在 40 例高危 PDR 患者中比较了玻璃体腔内注射 0.5 mg 雷珠单抗联合 PRP 治疗和单纯 PRP 治疗的效果，结果发现两组在第 48 周时荧光素血管造影渗漏均显著减少，但联合组的减少更为明显，同时视力得到了明显改善，中央视网膜厚度也有明显下降。在前瞻性、随机的 PROTEUS 研究中也报道了类似的结果，他们采用 0.5 mg 雷珠单抗玻璃体腔注射联合 PRP 对无 DME 的高危 PDR 患者进行治疗，与单纯 PRP 治疗进行比较，评估 12 个月内新生血管的消退情况。在 12 个月时，联合治疗组有 92.7% 的患者新生血管消退，而单一治疗组为 70.5%；联合治疗组新生血管完全消退率为 43.9%，而单一治疗组为 25.0%，但两组在 12 个月时的视力变化差异无显著性。此外，PRIDE 研究（多中心临床研究）在 106 例无 DME 的 PDR 患者中比较了单用雷珠单抗 0.5 mg、单用 PRP 和联合使用两种方法治疗的效果。结果显示，与单用雷珠单抗组或单用 PRP 组相比，在首次注射后 12 个月时，联合治疗组的视力有明显提高，对抑制新生血管形成渗漏和促进新生血管消退也有显著效果。然而，在长期的随访中，PRIDE 研究的 2 年结果表明，停止使用雷珠单抗治疗后，PDR 患者可能会出现新生血管形成的增加甚至视力丧失，这表明在第 1 年后仍需密切监测疾病活动并继续治疗以控制疾病。

玻璃体积血（vitreous hemorrhage，VH）是 PDR 的严重并发症，最终可导致视力丧失。PPV 是治疗持续性或反复玻璃体积血的首选方法。此外，在 PPV 过程中可同时解除玻璃体视网膜牵引，预防牵拉性视网膜脱离。玻璃体腔内注射抗 VEGF 药物已被视为晚期 PDR 玻璃体切除手术前的预处理方法。PPV 前使用抗 VEGF 药物治疗复杂性 PDR 继发 VH 的理论基础是：VEGF 是导致新生血管形成、参与 PDR 发病机制的关键因子，因此抗 VEGF 药物有助于新生血管的消退，可以使手术更容易，降低术后早期 VH 复发率，加速其吸收（特别是在 PPV 后 VH 复发或残留的情况下），视力预后更好。DRCR. net 的 N 方案是一项Ⅲ期、随机、双盲研究，其中纳入 261 名未经 PRP 治疗的伴有 VH 的 PDR 患者，他们在基线时及基线后第 4 周和第 8 周分别接受 0.5 mg 雷珠单抗玻璃体腔内注射或生理盐水治疗。研究表明，雷珠单抗和生理盐水治疗后 16 周，患者玻璃体切除手术率无明显差异，但雷珠单抗组基线后 12 周的平均视力改善明显优于对照组，并且雷珠单抗组 16 周内 VH 复发率较低。

　　越来越多的证据表明，在 NPDR 患者中使用抗 VEGF 治疗可以使 DR 的严重程度大幅度回退。PANORAMA 是第一个双盲、Ⅲ期、多中心、前瞻性临床试验，旨在分析抗 VEGF 治疗对不伴有 DME 的 NPDR 的影响。将中重度至重度 NPDR 患者 402 眼随机分为 3 组：玻璃体腔注射阿柏西普，5 次负荷注射后每 8 周注射一次组（q8 组）、4 次负荷注射后每 16 周注射一次组（q16 组）和假注射组。该研究计划于 2023 年完成；然而最近的初步结果表明，与假注射组相比，接受阿柏西普玻璃体腔内注射的两组患者 DR 的严重程度均显著减轻。52 周时，与假注射组相比，q8 组和 q16 组的 DRSS 评分发生了 2 级以上的改善（分别为 15.0%、79.9%、65.2%，$P < 0.0001$）。此外，q8 组和 q16 组的 PDR 进展率相比于假注射组均较低（分别为 3.0%、3.7%、20.3%，$P < 0.0001$）。

DRCR. net 的 W 方案，旨在确定玻璃体腔内注射阿柏西普与假注射在中重度 NPDR 眼中预防进展为 PDR 和发生累及黄斑中心的 DME（CI-DME）的作用。最近 2 年随访的初步结果显示，阿柏西普治疗可使 NPDR 患眼 CI-DME 的发生率降低 3 倍以上，使 PDR 的发生率降低 2 倍以上。然而，与假注射组相比，阿柏西普治疗组并未表现出更好的预后视力。为期 4 年的随访结果即将公布，届时将为临床上对 NPDR 患眼抗 VEGF 治疗最佳时机的选择提供更多的证据，并提供更多关于视力长期效应的信息。

目前，使用抗 VEGF 治疗 DR 的最佳时机、频率尚无统一公认的方案，各种治疗方案的远期视力预后尚不明确，抗 VEGF 治疗后 DR 病变严重程度分级的回退是否能改善患者的视力预后也缺乏有效证据，同时，引入 VEGF 治疗 NPDR 也是一个全新的概念，仍需要更进一步的临床研究和更长的随访周期，来更好地确定各种治疗方案的成本效益比。

22. 抗 VEGF 治疗最佳时机尚存在争议

尽管大量证据认为抗 VEGF 治疗在预防 DR 进展方面可能比 PRP 更有价值,但单纯使用抗 VEGF 治疗 DR 尚需谨慎。

首先,抗 VEGF 治疗存在一定的风险。眼内炎是玻璃体腔内注射的一种少见的不良反应,发病风险为 0.05%~1.00%,这可能导致失明,频繁注射可增加眼内炎的发生率。在 DRCR. net 的 I 方案试验的 5 年中,有 3 例(0.08%)在 3973 次注射后发生注射相关眼内炎。由于 VEGF 可以保护血管的完整性,因此长期全身应用抗 VEGF 药物会产生不良反应,包括动脉栓塞、高血压和蛋白尿。当用于眼部疾病时,抗 VEGF 药物局部注入玻璃体腔内,并且剂量比全身用药小得多,然而在糖尿病患者或老年患者的治疗过程中,仍需注意心血管事件等全身并发症的发生率可能会增高。

研究发现在玻璃体腔注射贝伐单抗和阿柏西普 30 天后,血清中的药物含量仍接近 IC50(抑制 50% VEGF 生物活性所需的浓度),导致心血管事件的风险增加。相比之下,雷珠单抗半衰期短,并且不含 Fc 配体,在血中清除更快,对全身 VEGF 水平的影响较小。研究显示与雷珠单抗相比,眼内注射贝伐单抗的全身并发症发生率增加 20%~35%。眼内注射雷珠单抗后动脉粥样硬化和心力衰竭的发病率更高,而注射贝伐单抗后心悸和胃肠道疾病的发病率更高。Zarbin 等的研究显示,眼内注射抗 VEGF 药物与动脉高压、血栓性事件等并发症有关。虽然局部用药严重的全身不良反应的发生率低，但近期有脑卒中或其他血栓性事件病史的患者是全身并发症的高危人群。Avery 和 Gordon 评估了长期眼内注射抗 VEGF 药物的全身并发症，研究发现持续 2 年每个月注射 0.5 mg 雷珠单抗或 2.0 mg 阿柏西普会增加全因死亡率，增加心血管事件、脑血管意外和血管性死亡的风险，死亡风险增加的主要原因是缺血性脑卒中。然而也有大量研究表明，眼内注射抗 VEGF 药物并不增加心血管事件、心肌梗死、高血压、脑卒中（包括出血性和缺血性）的发生率，也不影响全因死亡率；雷珠单抗注射 0.3 mg 与 0.5 mg 相比，心血管事件的发生风险无差异。长期随访发现，使用雷珠单抗、阿柏西普和贝伐单抗后，严重全身不良反应的发生率无统计学差异。总之，玻璃体腔注射抗 VEGF 治疗的心脑血管不良反应的风险较低，考虑到提高视力的优势，这种风险是可以接受的。但对于最近发生血栓栓塞事件、心肌梗死或脑卒中的患者，必须谨慎用药。使用雷珠单抗等半衰期短、不易在血清中积累的药物可能更安全。

其次，值得注意的是，与 PRP 相比，抗 VEGF 治疗需要频繁随访，而 PRP 则具有永久性疗效。由于抗 VEGF 药物的半衰期较短，需要每月或每 2 个月注射一次以确保疗效。在抗 VEGF 治疗的频繁随访中，如果患者停止就诊或因各种原因中途失访，视网膜病变有恶化的可能。据报道，如果患者停止治疗，单独使用抗 VEGF 治疗的预后比 PRP 更差。DRCR. net 进行的一项研究表明，

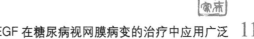

与 PRP 相比，PDR 患者两年间每 4 周进行一次玻璃体腔注射雷珠单抗治疗可达到同等疗效甚至略佳。然而，在新生血管消退或稳定后，停止抗 VEGF 治疗患者疾病进展的发生率更高。另一项回顾性研究也发现，在 PDR 患者中，与接受 PRP 治疗后的患者相比，玻璃体腔内注射抗 VEGF 药物治疗后失访者，发生不可逆视力下降、牵拉性视网膜脱离和虹膜新生血管形成的概率明显增高。因此，抗 VEGF 治疗作为 PDR 尤其是高危 PDR 的单一疗法，存在明显的局限性。同时，抗 VEGF 药物价格昂贵，患者需要多次就诊，因此 PDR 治疗方案的制定，需要根据患者的自身情况，包括经济状况、治疗及随访的时间成本、患者的依从性及治疗方案对生活质量的影响等进行综合考量。

再次，在注药和随访时间的确定方面也需要特别关注。目前国际上公认的 DR 分期是根据 DRCR 最初定义的"七个视野"的眼底照片进行的。这种分期对于 DR 的治疗和监测具有重要意义。眼底科医生往往仅依赖于他们的临床检查结果，基于这一分期标准做出诊疗决策并确定随访时间间隔。但需要特别注意的是，玻璃体腔注射抗 VEGF 药物后，DRSS 降低，可能会影响到临床医生对疾病严重程度的评估和临床决策的制定。特别是有严重缺血的患者在接受抗 VEGF 治疗后可能缺乏视网膜病变的证据，这种改变对预后的影响尚不明确。因此，临床医生应该意识到这种改变，充分了解抗 VEGF 药物疗效的持续时间，谨慎延长抗 VEGF 治疗和随访间隔时间。目前尚不清楚的是，曾表现为重度 NPDR，并且在抗 VEGF 治疗后表现为轻度 NPDR 的患眼，是否进展到增殖期的速度较慢（类似于新诊断的轻度 NPDR 患者）？或者是否会进展得更快，同时伴随着原有疾病的严重程度增加？这些抗 VEGF 治疗过的眼睛是否有"隐匿"的疾病，使他们处于疾病进展的高风险中？这些问题仍有待于进一步研究。

一些研究者认为，抗 VEGF 治疗后会发生血管再灌注。但也有其他研究发现，治疗后视网膜的灌注状态并没有明显改变。这些观察结果之间的差异部分是由于在荧光血管造影过程中，对亮度、对比度和时序方面的图像评价缺乏标准化，以及对于什么是"无灌注"没有客观的定义。虽然在血栓性动脉阻塞后确实存在再灌注的可能性，但是 DR 的特征是慢性微血管病变，以毛细血管周细胞的丢失和内皮细胞的损伤为表现，这些病理改变可能难以修复。此外，如果真的发生了再灌注，那么再灌注所需的阈值、组织对再灌注的反应等对疾病进展的影响仍然是未知的。很有可能在经过抗 VEGF 治疗后，DR 的基本病理生理学进程并未发生改变，而疾病消退的表现反而掩盖了疾病的严重程度。因此，对于抗 VEGF 治疗后视网膜再灌注的假设还需要进一步的研究，多模式成像和荧光血管造影评价的标准化可能有助于这项研究。

考虑到上述未知因素，在治疗后 DRSS 逐渐下降时，医生应谨慎判断疾病的严重程度。在更多地了解抗 VEGF 药物对疾病的改善作用之前，有必要按照目前的疾病严重程度分级对患者进行密切的随访。在有抗 VEGF 治疗史的患者的随访过程中，可考虑增加血管造影成像的频率，包括荧光血管造影或光学相干断层扫描血管造影等，以避免停止抗 VEGF 治疗后，患者在延长的随访间隔期内病情迅速发展为 PDR 甚至失明。目前 DRCR. net 正在对抗 VEGF 治疗重度 NPDR 的不同方案进行观察和评估，其研究结果可能为临床上扩大使用抗 VEGF 药物治疗 DR 的适应证提供参考。

现阶段，仍需要进一步的研究来了解抗 VEGF 治疗后在 DR 患眼组织水平上（如视网膜血管损伤修复情况、血管生成情况）的病理生理变化，以及一旦抗 VEGF 药物活性消失后疾病进展的速度；还需要进一步的研究来阐明抗 VEGF 治疗后毛细血管无灌注状态的改善是否可以作为疾病严重程度回退的替代指标。在上述问题得到解答之前，我们有必要在启动抗 VEGF 治疗之前，按照患者的基线疾病严重程度确定随访的频率。抗 VEGF 药物作为 DME 的一线治疗药物，越来越多地作为 PDR 的单一治疗药物，其在提高视力、稳定视网膜病变和在某些情况下逆转疾病方面显示出了卓越的效果，但是，在使用这些新的治疗方法时，临床医生仍需保持警惕，在检查中观察到轻度病变时一定要首先确定患者是否曾经接受过抗 VEGF 药物治疗，从而避免对病情做出错误判断。

参考文献

1. SIMÓ R, SUNDSTROM J M, ANTONETTI D A. Ocular Anti-VEGF therapy for diabetic retinopathy: the role of VEGF in the pathogenesis of diabetic retinopathy. Diabetes

Care, 2014, 37(4): 893 - 899.

2. KHAN S Z, AJMAL N, SHAIKH R. Diabetic retinopathy and vascular endothelial growth factor gene insertion/deletion polymorphism. Can J Diabetes, 2020, 44 (3): 287 - 291.

3. PAPADOPOULOS N, MARTIN J, RUAN Q, et al. Binding and neutralization of vascular endothelial growth factor (VEGF) and related ligands by VEGF Trap, ranibizumab and bevacizumab. Angiogenesis, 2012, 15(2): 171 - 185.

4. SAINT-GENIEZ M, MAHARAJ A S, WALSHE T E, et al. Endogenous VEGF is required for visual function: evidence for a survival role on müller cells and photoreceptors. PLoS One, 2008, 3(11): e3554.

5. WONG T Y, CHEUNG C M, LARSEN M, et al. Diabetic retinopathy. Nat Rev Dis Primers, 2016, 2: 16012.

6. Duh E J, SUN J K, STITT A W. Diabetic retinopathy: current understanding, mechanisms, and treatment strategies. JCI insight, 2017, 2(14): e93751.

7. Diabetes Control and Complications Trial Research Group, NATHAN D M, GENUTH S, et al. The effect of intensive treatment of diabetes on the development and progression of long-term complications in insulin-dependent diabetes mellitus. N Engl J Med, 1993, 329(14): 977 - 986.

8. Intensive blood-glucose control with sulphonylureas or insulin compared with conventional treatment and risk of complications in patients with type 2 diabetes (UKPDS 33). UK Prospective Diabetes Study (UKPDS) Group. Lancet, 1998, 352 (9131): 837 - 853.

9. ZHAO Y, SINGH R P, The role of anti-vascular endothelial growth factor (anti-VEGF) in the management of proliferative diabetic retinopathy. Drug Context, 2018, 7: 212532.

10. WHITE N H, SUN W, CLEARY P A, et al. Effect of prior intensive therapy in type 1 diabetes on 10-year progression of retinopathy in the DCCT/EDIC: comparison of adults and adolescents. Diabetes, 2010, 59(5): 1244 - 1253.

11. ZHANG M, ZHANG J, YAN M, et al. A phase 1 study of KH902, a vascular

endothelial growth factor receptor decoy, for exudative age-related macular degeneration. Ophthalmology, 2011, 118(4): 672 – 678.

12. IP M S, DOMALPALLY A, HOPKINS J J, et al. Long-term effects of ranibizumab on diabetic retinopathy severity and progression. Arch Ophthalmol, 2012, 130 (9): 1145 – 1152.

13. BRESSLER S B, LIU D, GLASSMAN A R, et al. Change in diabetic retinopathy through 2 years: secondary analysis of a randomized clinical trial comparing aflibercept, bevacizumab, and ranibizumab. JAMA ophthalmology, 2017, 135(6): 558 – 568.

14. CARROLL R M, BRACHA P, MILLER C G, et al. Management of diabetic retinopathy in the anti-vascular endothelial growth factor era. Retina, 2021, 41 (3): 461 – 463.

15. GROSS J G, GLASSMAN A R, LIU D, et al. Panretinal photocoagulation vs intravitreous ranibizumab for proliferative diabetic retinopathy: a randomized clinical trial. JAMA, 2015, 314(20): 2137 – 2146.

16. SIVAPRASAD S, PREVOST A T, VASCONCELOS J C, et al. Clinical efficacy of intravitreal aflibercept versus panretinal photocoagulation for best corrected visual acuity in patients with proliferative diabetic retinopathy at 52 weeks (CLARITY): a multicentre, single-blinded, randomised, controlled, phase 2b, non-inferiority trial. Lancet, 2017, 389 (10085): 2193 – 2203.

17. SUN J K, GLASSMAN A R, BEAULIEU W T, et al. Rationale and application of the protocol S anti-vascular endothelial growth factor algorithm for proliferative diabetic retinopathy. Ophthalmology, 2019, 126(1): 87 – 95.

18. GROSS J G, GLASSMAN A R, LIU D, et al. Five-year outcomes of panretinal photocoagulation vs intravitreous ranibizumab for proliferative diabetic retinopathy: a randomized clinical trial. JAMA ophthalmology, 2018, 136(10): 1138 – 1148.

19. LANG G E, STAHL A, VOEGELER J, et al. Observational outcomes in proliferative diabetic retinopathy patients following treatment with ranibizumab, panretinal laser photocoagulation or combination therapy—The non-interventional second year follow-up to the PRIDE study. Acta Ophthalmol, 2022, 100(2): e578 – e587.

中国医学临床百家

20. WANG W, LO A C Y. Diabetic retinopathy: pathophysiology and treatments. Int J Mol Sci, 2018, 19(6): 1816.

21. FILHO J A, MESSIAS A, ALMEIDA F P, et al. Panretinal photocoagulation (PRP) versus PRP plus intravitreal ranibizumab for high-risk proliferative diabetic retinopathy. Acta Ophthalmol, 2011, 89(7): e567 – e572.

22. COMYN O, WICKHAM L, CHARTERIS D G, et al. Ranibizumab pretreatment in diabetic vitrectomy: a pilot randomised controlled trial (the RaDiVit study). Eye (Lond), 2017, 31(9): 1253 – 1258.

23. ANTONETTI D A, KLEIN R, GARDNER T W. Diabetic retinopathy. New Engl J Med, 2012, 366(13): 1227 – 1239.

24. CHATZIRALLI I, LOEWENSTEIN A. Intravitreal anti-vascular endothelial growth factor agents for the treatment of diabetic retinopathy: a review of the literature. Pharmaceutics, 2021, 13(8): 1137.

25. EL ANNAN J, CARVOUNIS P E. Current management of vitreous hemorrhage due to proliferative diabetic retinopathy. Int Ophthalmol Clin, 2014, 54(2): 141 – 153.

26. SIMUNOVIC M P, MABERLEY D A. Anti-vascular endothelial growth factor therapy for proliferative diabetic retinopathy: a systematic review and meta-analysis. Retina, 2015, 35(10): 1931 – 1942.

27. CHATZIRALLI I, DIMITRIOU E, THEODOSSIADIS G, et al. Intravitreal ranibizumab versus vitrectomy for recurrent vitreous haemorrhage after pars plana vitrectomy for proliferative diabetic retinopathy: a prospective study. Int Ophthalmol, 2020, 40(4): 841 – 847.

28. ZHAO X Y, XIA S, CHEN Y X. Antivascular endothelial growth factor agents pretreatment before vitrectomy for complicated proliferative diabetic retinopathy: a meta-analysis of randomised controlled trials. Br J Ophthalmol, 2018, 102(8): 1077 – 1085.

29. HU L, CHEN Q, DU Z, et al. Evaluation of vitrectomy combined preoperative intravitreal ranibizumab and postoperative intravitreal triamcinolone acetonide for proliferative diabetic retinopathy. Int Ophthalmol, 2021, 41(5): 1635 – 1642.

30. Diabetic Retinopathy Clinical Reserch Network. Randomized clinical trial

evaluating intravitreal ranibizumab or saline for vitreous hemorrhage from proliferative diabetic retinopathy. JAMA Ophthalmol, 2013, 131(3): 283 – 293.

31. SZYMANSKA M, MAHMOOD D, YAP T E, et al. Recent advancements in the medical treatment of diabetic retinal disease. Int J Mol Sci, 2021, 22(17): 9441.

32. MATURI R K, MATURI R K, CLASSMAN A R, et al. Effect of intravitreous anti-vascular endothelial growth factor vs sham treatment for prevention of vision-threatening complications of diabetic retinopathy: the protocol W randomized clinical trial. JAMA ophthalmology, 2021, 139(7): 701 – 712.

33. CHEUNG C S, WONG A W, LUI A, et al. Incidence of endophthalmitis and use of antibiotic prophylaxis after intravitreal injections. Ophthalmology, 2012, 119(8): 1609 – 1614.

34. Diabetic Retinopathy Clinical Reserch Network, ELMAN M J, AIELLO L P, et al. Randomized trial evaluating ranibizumab plus prompt or deferred laser or triamcinolone plus prompt laser for diabetic macular edema. Ophthalmology, 2010, 117(6): 1064 – 1077.

35. AVERY R L, CASTELLARIN A A, STEINLE N C, et al. systemic pharmacokinetics and pharmacodynamics of intravitreal aflibercept, bevacizumab, and ranibizumab. Retina, 2017, 37(10): 1847 – 1858.

36. XU L, LU T, TUOMI L, et al. Pharmacokinetics of ranibizumab in patients with neovascular age-related macular degeneration: a population approach. Invest Ophthalmol Vis Sci, 2013, 54(3): 1616 – 1624.

37. JAMPOL L M, LLU D, DUH E J, et al. Plasma vascular endothelial growth factor concentrations after intravitreous anti-vascular endothelial growth factor therapy for diabetic macular edema. Ophthalmology, 2018, 125(7): 1054 – 1063.

38. SOLOMON S D, LINDSLEY K, VEDULA S S, et al. Anti-vascular endothelial growth factor for neovascular age-related macular degeneration. Cochrane Database Syst Rev, 2019, 3(3): CD005139.

39. WANG W J, CHEN J, YAO M, et al. Bevacizumab versus ranibizumab for neovascular age-related macular degeneration: a meta-analysis. Int J Ophthalmol, 2015, 8(1): 138 – 147.

40. AHFAT F G, ZAIDI F H. Bevacizumab vs ranibizumab-an appraisal of the evidence from CATT and IVAN. Eye (Lond), 2013, 27(3): 289 – 290.

41. ZARBIN M A. Anti-VEGF agents and the risk of arteriothrombotic events. Asia Pac J Ophthalmol (Phila), 2018, 7(1): 63 – 67.

42. AVERY R L, GORDON G M. Systemic safety of prolonged monthly anti-vascular endothelial growth factor therapy for diabetic macular edema: a systematic review and meta-analysis. JAMA Ophthalmol, 2016, 134(1): 21 – 29.

43. THULLIEZ M, PISELLA P J, LE LEZM L, et al. Cardiovascular events and bleeding risk associated with intravitreal antivascular endothelial growth factor monoclonal antibodies: systematic review and meta-analysis. JAMA Ophthalmol, 2014, 132(11): 1317 – 1326.

44. BRAITHWAITE T, NANJI A A, LINDSLEY K, et al. Anti-vascular endothelial growth factor for macular oedema secondary to central retinal vein occlusion. Cochrane Database Syst Rev, 2014, 5(5): CD007325.

45. ZARBIN M A, SNOW H, FRANCOM S, et al. Vascular safety of ranibizumab in patients with diabetic macular edema: a pooled analysis of patient-level data from randomized clinical trials. JAMA Ophthalmol, 2017, 135(5): 424 – 431.

46. THULLIEZ M, ANGOULVANT D, PISELLA P J, et al. Overview of systematic reviews and meta-analyses on systemic adverse events associated with intravitreal anti-vascular endothelial growth factor medication use. JAMA Ophthalmol, 2018, 136(5): 557 – 566.

47. STARR M R, DALVIN L A, LEZZI R, et al. Classification of strokes in patients receiving intravitreal anti-vascular endothelial growth factor. Ophthalmic Surg Lasers Imaging Retina, 2019, 50(5): e140 – e157.

48. DALVIN L A, STARR M, SHAH S M, et al. Association of intravitreal anti-vascular endothelial growth factor therapy with risk of stroke, myocardial infarction, and death in patients with exudative age-related macular degeneration. JAMA Ophthalmol, 2019, 137(5): 483 – 490.

49. MALONEY M H, SHAH N D, HERRIN J, et al. Risk of systemic adverse events

associated with intravitreal anti-VEGF therapy for diabetic macular edema in routine clinical practice. Ophthalmol, 2019, 126(7): 1007 – 1015.

50. VIRGILI G, EVANS T R, GORDOV I, et al. Anti-vascular endothelial growth factor for diabetic macular oedema: a network meta-analysis. Cochrane Database Syst Rev, 2018, 10(10): CD007419.

51. PORTA M, STRIGLIA E. Intravitreal anti-VEGF agents and cardiovascular risk. Intern Emerg Med, 2020, 15(2): 199 – 210.

52. TOMITA Y, LEE D, TSUBOTA K, et al. Updates on the current treatments for diabetic retinopathy and possibility of future oral therapy. J Clin Med, 2021, 10(20): 4666.

53. OBEID A, SU D, UHR J H, et al. Outcomes of eyes lost to follow-up with proliferative diabetic retinopathy that received panretinal photocoagulation versus intravitreal anti-vascular endothelial growth factor. Ophthalmol, 2019, 126(3): 407 – 413.

54. OBEID A, GAO X X, ALI F S, et al. Loss to follow-up in patients with proliferative diabetic retinopathy after panretinal photocoagulation or intravitreal anti-VEGF injections. Ophthalmol, 2018, 125(9): 1386 – 1392.

55. WYKOFF C C, SHAH C, DHOOT D, et al. Longitudinal retinal perfusion status in eyes with diabetic macular edema receiving intravitreal aflibercept or laser in VISTA study. Ophthalmol, 2019, 126(8): 1171 – 1180.

56. LEVIN A M, RUSU I, ORLIN A, et al. Retinal reperfusion in diabetic retinopathy following treatment with anti-VEGF intravitreal injections. Clin Ophthalmol, 2017, 11: 193 – 200.

57. BONNIN S, LAVIA C, ERGINAY A, et al. Anti-vascular endothelial growth factor therapy can improve diabetic retinopathy score without change in retinal perfusion. Retina, 2019, 39(3): 426 – 434.

58. COUTURIER A, REY P A, LAVIA C, et al. Widefield OCT-angiography and fluorescein angiography assessments of nonperfusion in diabetic retinopathy and edema treated with anti-vascular endothelial growth factor. Ophthalmol, 2019, 126(12): 1685 – 1694.

59. CHO K H, CHO J H, AHN S J, et al. The characteristics of retinal emboli and its association with vascular reperfusion in retinal artery occlusion. Invest Ophthalmol Vis Sci, 2016, 57(11): 4589 – 4598.

（周文达　史绪晗　周金琼　整理）

糖尿病黄斑水肿的治疗及研究新进展

23. 血－视网膜屏障破坏是糖尿病黄斑水肿的主要发病机制

糖尿病黄斑水肿（diabetic macular edema，DME）是糖尿病视网膜病变患者常见的微血管并发症，是造成其视力下降仍致法定盲的主要原因。其发生机制主要是因为血－视网膜屏障的破坏，使得血管通透性增加而表现为黄斑区内层视网膜液体积聚。

组织病理学观察到的视网膜血管变化首先是基底膜增厚、内皮损伤导致紧密连接断裂和周细胞凋亡，使毛细血管通透性增强，引起血－视网膜屏障破坏，液体渗漏，造成黄斑区视网膜渗出和水肿。周细胞凋亡的后果是周细胞产生的转化生长因子-β 的缺失导致血管张力失调和内皮细胞的生长和增生。这些变化是 NPDR 出现微动脉瘤和点状视网膜内出血的基础。基底膜增厚和紧密连接中断是视网膜毛细血管渗漏的决定因素。尽管基底膜增厚，但其发生功能失调，允许血管内蛋白质、脂质、炎症介质和其他血浆成分进入间质空间。Müller 细胞和小胶质细胞、视网膜色素上皮和巨噬细胞产生的 VEGF 和促炎细胞因子（IL-1β、肿瘤坏死因子、IL-6、IL-8 和单核细胞趋化蛋白 1）在早期微血管损伤和血 – 视网膜屏障破坏中也起着重要作用。与 2 型糖尿病相关的两种常见情况——衰老和高血压也会增加视网膜中促炎细胞因子的表达。炎症介质水平的增加可能造成糖尿病视网膜早期和持续的慢性炎症状态，导致白细胞活化、白细胞黏附到血管内皮层和血 – 视网膜屏障的改变，从而引起血管通透性增加。这一过程的临床后果是视网膜出现硬性渗出物，其主要由脂质和蛋白质组成，代表血浆成分的渗漏。DME 是黄斑区通透性增加及血浆成分渗漏的结果。

DME 的主要致病因素也是 VEGF 和促炎细胞因子，其中促炎细胞因子主要由视网膜局部合成。VEGF 可以介导促炎因子（包括细胞因子、趋化因子和血管细胞黏附分子）促进 DR 的发生发展，并且可以直接作用于细胞间的紧密连接相关蛋白引起内皮细胞损伤和死亡及毛细血管无灌注。有研究表明，在糖尿病患者的房水中可以发现高水平的 VEGF，在糖尿病大鼠体内 VEGF/VEGF 受体的表达在 DR 视网膜组织中明显上调。虽然缺氧是诱导 VEGF 基因表达最具特征性的因素，但慢性高血糖、晚期糖基化终产物（advanced glycation end products，AGEs）和促炎细胞因子（如 IL-1β 和 IL-6）会上调 VEGF mRNA 表达，解释了在没有明显缺氧的

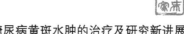

情况下血管内皮生长因子在 DME 中过度表达的现象。黄斑区的血 - 视网膜屏障破坏和血管渗漏导致了 DME 从轻度进展到重度。

高血糖是糖尿病视网膜病变的主要危险因素。高血糖引发 DR 的发展具有复杂的相互关联的病理生理机制，包括遗传和表观遗传因素、自由基生成增加、糖基化终末产物晚期、炎症因子和血管内皮生长因子。糖尿病高血糖引发的代谢途径，如多元醇和己糖胺途径、蛋白激酶 C 从头合成甘油二酰基及自由基和 AGEs 的产生，被认为是 DR 发展的主要机制。在糖尿病视网膜病变中，玻璃体和玻璃体视网膜界面中 AGEs 的积累与神经血管损伤有关。不完整的血 - 视网膜屏障在 DME 的发病机制中发挥了关键作用，同时，玻璃体黄斑界面的改变可能也对黄斑水肿的进展有重要作用。

其他因素（如缺氧、血流改变、视网膜缺血和炎症）也与 DME 的进展有关，炎症过程中血管内皮生长因子水平升高、内皮功能障碍、白细胞黏附、色素上皮衍生因子水平降低、蛋白激酶 C 产生增加，都会导致血 - 视网膜屏障破坏和血管通透性增加的蛋白在糖尿病视网膜血管系统中上调。

既往，糖尿病视网膜病变被描述为发生在视网膜毛细血管的微血管损伤。然而，越来越多的证据表明，视网膜神经元功能障碍可能出现在血管改变之前。早期糖尿病中即可观察到神经元功能的改变，如 ERG-b 波峰时的延长和视网膜神经元的凋亡。早期糖尿病视网膜病变可能是视网膜的一种神经血管疾病。越来越多的证据表明，神经退行性变、神经炎症和肾素 - 血管紧张素系统激活也在 DR 的发展中发挥重要作用。此外，线粒体源性活性氧的异常产生和内质网应激也参与 DR 的发病。内质网应激是由于内质网的折叠能力受损，导致未折叠蛋白在内质网腔内积累并激活未折叠蛋白反应从而增加氧化应激及炎症和凋亡。

在流行病学方面，DME 已取代 PDR 成为 2 型糖尿病患者视力损害的最常见原因。在最近的美国国家健康和营养检查调查中发现，DME 在糖尿病患者中的发病率是 PDR 的 2 倍。这种趋势可能与糖尿病的系统管理改善带来的 PDR 发病率的下降有关。然而，在全世界糖尿病流行日益严重的背景下，特别是获得眼科保健服务机会相对有限的发展中国家，DME 致盲仍需得到我们的重视。

许多研究调查了舒张压、血脂水平、微量白蛋白尿和糖尿病肾病等不同情况对 DME 发病率的影响。其中，舒张压升高和血脂水平异常与患 DME 的风险增加相关，微量白蛋白尿和糖尿病肾病尚未发现与 DME 风险增加显著相关。糖尿病患者血糖和血压的最佳控制仍然是预防和阻止 DR 进展的基石。

24. 个性化的治疗方法将有助于减轻糖尿病黄斑水肿所致的视力丧失

根据 2016 年美国眼科协会糖尿病视网膜病变临床指南最新观点，临床上有意义的黄斑水肿（clinically significant macular edema, CSME）为视网膜增厚合并（或）硬性渗出，累及、邻近黄斑中

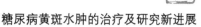

心。早期糖尿病视网膜病变治疗研究（early treatment diabetic retinopathy study，ETDRS）将 CSME 定义为：①距黄斑中心 500 μm 以内出现视网膜增厚；②距黄斑中心 500 μm 以内出现硬性渗出，合并邻近区域内有视网膜增厚（不包括视网膜增厚治疗史残余的硬性渗出）；③一处或多处视网膜增厚的面积为≥1 个视盘面积，且病变所有部分距黄斑中心为 1 个视盘直径之内。

对于黄斑水肿也可根据是否累及黄斑中心进行分类，这是由于当黄斑中心被累及时视力丧失的风险和治疗的必要性都将显著增加。DME 患者的视力预后与黄斑中心凹下视网膜厚度及黄斑水肿的类型有关，因此黄斑中心凹下视网膜厚度可作为诊断 DME 的客观定量指标。

目前，DME 已成为 DR 患者视力损害的最常见原因，严重威胁患者的视功能及生活质量。作为最常见的 DR 并发症，我们在临床上应该做到尽可能地早期发现、早期治疗，对已有的病变应当进行细致全面的眼底检查，根据其视网膜微循环结构的改变来判断 DME 的病程及进行预后评估，为随访提供线索和依据。有效控制 DME，可以最直接地提高 DR 患者的视力。目前 DME 的治疗方法主要包括以下几种。

（1）激光光凝治疗

过去的几十年来，激光光凝一直作为治疗 DME 的金标准。光凝的目的是使血管通过自身调节而收缩、视网膜外屏障功能恢复，减少持续性黄斑水肿导致的视功能损伤。局部/格栅样光凝减轻

DME 的机制尚不明确，可能的原因为光凝治疗使得渗漏的微血管瘤发生闭塞。组织病理学研究显示格栅样光凝后视网膜和视网膜色素上皮层（retinal pigment epithelium，RPE）发生改变，也可能是光凝后视网膜组织减少，视网膜自身调节使得视网膜血流减少，从而使得黄斑水肿减轻。还有其他可能的作用机制，如氧气通过激光瘢痕弥散增加，从而减轻视网膜内部缺氧；自动调节性血管收缩减少；异常渗漏面积减少；RPE 屏障恢复等。

ETDRS 是首个前瞻性的研究激光光凝治疗 DME 的随机临床试验，在标准化 DME 治疗中发挥了重要作用。ETDRS 的结论是，在适当随访的情况下，不建议对轻度至中度 NPDR 进行激光光凝治疗。然而，对于高风险的 PDR，应考虑立即给予全视网膜光凝治疗，避免延误。该研究的 2 年期和 4 年期结果都显示，与不治疗或延迟治疗相比，激光治疗可以有效地减少视力丧失。ETDRS 研究的 3 年期结果显示，患者视力丧失的发生率在未治疗组为 65%，在延迟激光治疗组为 33%，而在立即进行激光治疗的患者中仅为 13%。该研究认为发现后立即进行激光光凝，可以有效地治疗 DME。与对照组相比，激光治疗组 3 年视力丧失的发生率降低 12%。该结论只适用于有临床意义的 DME 患眼。而在弥漫性 DME 患者中，格栅样激光光凝治疗后，仅有 15% 的患者视力有所提高，24% 的患者出现视力下降，而 61% 的患者视力无明显变化。

non-CI-DME 研究对 ETDRS 的研究结果进行了改良（mETDRS）。

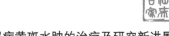
激光直接应用于所有从黄斑中心到视网膜增厚 500~3000 μm 的区域（而不是距离中心凹 500 μm 以外的无血管区）渗漏的微动脉瘤，持续时间为 0.05~0.1 s。它建议使用较弱的激光强度、更大的间距和更小的光斑大小（50 μm，而不是 50~100 μm）。在进行激光光凝时应注意，无论采用哪种激光治疗方法，都必须考虑黄斑激光光凝治疗的潜在并发症，包括 DME 短暂加重、旁中心暗点、偶发性中心凹灼伤或瘢痕、视网膜下纤维化、Bruch 膜破裂导致脉络膜新生血管等。

（2）玻璃体腔内注射抗 VEGF 药物

VEGF 在糖尿病视网膜病变中上调，导致血-视网膜屏障的破坏和血管通透性的增加，造成 DME。近年来，抗 VEGF 治疗已成为 DME 的一线标准治疗。既往，BOLT 研究、RISE 研究、RIDE 研究等已经肯定了抗 VEGF 治疗 DME 的有效性，但 DRCR（diabetic retinopathy clinical research）研究显示，50% 的 DME 患者在治疗 1 年后仍有持续的黄斑水肿，这说明抗 VEGF 药物对部分患者治疗的有效性仍不理想。

多项临床研究数据表明，激光光凝联合抗 VEGF 药物对 DME 的治疗有效性优于单一的治疗方法。在一项关于玻璃体腔注射抗 VEGF 联合激光光凝对 DME 疗效的临床试验中，将 86 例（102 眼）DME 患者随机分为 2 组，分别接受激光光凝治疗和激光光凝联合玻璃体腔注射康柏西普 0.05 mL 治疗，结果显示激光光凝联合玻璃体腔注射康柏西普组的黄斑中心视网膜厚度明显低于激光光凝组。VISTA 研究比较了玻璃体腔注射不同剂量阿柏西普与激光光凝治疗 DME 的安全性及有效性，结果显示，每 4 周注射一次阿柏西普 2 mg 和 5 个月初始剂量后每 8 周注射一次阿柏西普 2 mg 均能明显改善 DME 患者视力，其最佳矫正视力（best corrected visual acuity，BCVA）平均增益在 VISTA 组中分别为 10.4 个和 10.5 个字母，明显大于激光光凝组 1.4 个字母。

需要引起警惕的是，频繁的眼内注射不仅会增加视网膜出血、眼压升高和视网膜脱离的风险，还可引起眼内炎、继发性青光眼和白内障等并发症。此外，目前仍没有结论支持抗 VEGF 药物可完全取代激光来治疗 DME。

（3）玻璃体腔内注射糖皮质激素类药物

尽管 VEGF 治疗已经成为 DME 的主要治疗手段，但部分患者对抗 VEGF 药物应答并不理想。糖皮质激素可以阻断白细胞淤积，抑制前列腺素、促炎细胞因子和 VEGF 等的表达，稳固并重建血–视网膜屏障，从而治疗 DME。目前，用于治疗 DME 的玻璃体腔内肾上腺皮质激素共有 3 种：地塞米松缓释剂、丙酮化氟新龙缓释植入物和超适应证使用的曲安奈德。关于玻璃体腔内注射激素的治疗适应证并没有达成共识，但通常将其视为 DME 的二线治疗方法。

地塞米松缓释剂（Ozurdex）和丙酮化氟新龙缓释植入物（ILUVIEN）都被批准用于治疗 DME。但是，多项研究表明连续的玻璃体腔内注射糖皮质激素治疗可导致白内障的发展率增高和

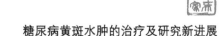

眼内压升高。玻璃体腔内注射糖皮质激素可作为二线治疗方式，而通常不作为一线疗法。

1）曲安奈德

目前，美国食品药品监督管理局(Food and Drug Administration, FDA）批准将曲安奈德用于平坦部玻璃体切割术（pars plana vitrectomy，PPV）中显示玻璃体，治疗一些后节炎症性疾病，但并没有批准将其用于 DME。不过，仍有许多临床医生将曲安奈德用于治疗 DME，尤其是人工晶状体眼及对抗 VEGF 治疗无反应和治疗前视力较差的患者。

DRCR I RCT 研究比较了玻璃体腔内注射曲安奈德 1 mg、玻璃体腔内注射曲安奈德 4 mg 和局部/格栅样光凝治疗 DME 的效果。随访 2 年后，研究者发现光凝组 BCVA 明显好于其他两组。对于那些治疗前视力较差的患者（20/300 ~ 20/200），与光凝治疗患者相比，玻璃体腔内注射曲安奈德 4 mg 的患者 BCVA 提高更多（ +21 *vs.* +7 个字母）。随访 3 年后，光凝组的 BCVA 提高仍优于曲安奈德治疗组。但之后接受白内障手术的比率在注射 4 mg 曲安奈德组最高（83%），其次为 1 mg 曲安奈德组（46%），而激光治疗组最低（31%）。接受 4 mg 曲安奈德治疗组中 33% 的患者眼压升高≥10 mmHg，而在 1 mg 曲安奈德组和光凝治疗组中，该比率分别为 18% 和 4%。此外，如果患者治疗前为人工晶状体眼，那么曲安奈德联合早期光凝治疗后视力提高约 8 个字母，与玻璃体腔内注射雷珠单抗联合激光治疗后视力提高程度相似

（7~8个字母），这提示玻璃体腔内注射曲安奈德疗效差的主要原因可能是白内障的发生。

2）地塞米松缓释剂

FDA已经批准将可生物降解的地塞米松缓释剂（傲迪适，Ozurdex）用于DME治疗。目前，一些临床研究已经证实了其有效性。该药物的三期随机对照研究，比较了0.35 mg地塞米松缓释系统与0.7 mg地塞米松缓释系统治疗DME的疗效，结果发现视力显著提高（15个字母）的患眼，在0.7 mg地塞米松治疗组占22%，在0.35 mg地塞米松治疗组占18.4%，而对照组仅为12%。虽然有效，但地塞米松缓释系统也会引起许多不良反应，最常见的为白内障和眼内压升高。使用0.7 mg（FDA批准的治疗剂量）地塞米松植入物治疗36个月的患者中，虽然只有0.3%需要进行抗青光眼手术，但41.5%的患者需要使用降眼压药物控制眼压。在人工晶状体眼或无晶状体眼中，缓释系统还可能脱入前房，需要进行手术治疗。此外，急性视网膜坏死、视网膜和玻璃体腔内出血也是可能出现的并发症。

3）丙酮化氟新龙缓释剂

2014年，FDA批准了一种延长释放、非生物降解、玻璃体腔内注射的丙酮化氟新龙缓释剂（Iluvien，Alimera，Alpharetta，GA）应用于DME。丙酮化氟新龙缓释系统为含有190 μg丙酮化氟新龙的玻璃体腔植入物，可用于治疗既往疗效欠佳伴视力下降的慢性糖尿病黄斑水肿，每个植入物可实现持续36个月缓慢释放亚微克水平的氟轻松。该药物的三期随机对照研究，比较了药量为 0.2 μg/d 与 0.5 μg/d 的缓释系统在治疗难治性 DME 患者中的效果。经过 2 年的随访，在 0.2 μg/d（FDA 批准剂量）治疗组中 BCVA 显著提高（15 个字母）的患者占 28.7%，0.5 μg/d 治疗组中占 28.6%，空白对照组只占 16.2%。随访 3 年后，在 0.2 μg/d 治疗组中，需要使用药物控制眼压的患者占 38.4%，而空白对照组中只占 14.1%；且 4.8% 的 0.2 μg/d 治疗组患者需要接受抗青光眼手术治疗（空白对照组仅为 0.5%）。

除了引起白内障和眼压升高，玻璃体腔内注射肾上腺皮质激素还存在发生感染性或非感染性眼内炎的风险。玻璃体腔内注射激素引起感染性眼内炎的风险高于玻璃体腔内注射抗 VEGF 药物。由于多数患者可能需要进行多次眼内注射，因此眼内炎的累计发生风险会明显升高。22 项共 1880 眼的观察性真实世界研究表明，对患者进行审慎选择的前提下，缓释制剂可以通过减少注射次数为患者带来益处，推荐作为目前的二、三线治疗。总之，尽管玻璃体腔内注射肾上腺皮质激素可以有效治疗 DME，但因为存在上述并发症发生风险，在使用时眼科医生需要评估利弊，合理选择。

（4）微脉冲激光

低能量的激光作用在感光细胞和视网膜色素上皮表层，不造成永久性损伤。与标准的激光光凝治疗不同，同一区域可以重复微脉冲激光治疗。微脉冲激光可以改善黄斑水肿和视力，但还缺乏与标准激光光凝和抗 VEGF 治疗相比的多中心的随机对照试验证据。

（5）玻璃体视网膜手术

当存在严重的黄斑部牵拉时，经平坦部的玻璃体手术能够帮助部分对激光光凝和抗 VEGF 治疗无效的患者提高视力。然而，其效果难以通过 RCT 实现评估，因此对其疗效的评价差异很大，只能将其作为临床治疗的一种补充手段，手术相关介绍详见"糖尿病视网膜病变的治疗及研究新进展"章节内容。

总之，局部/格栅样激光光凝治疗主要用于非中心的 DME，抗 VEGF 治疗已成为一线治疗。然而，一些患者抗 VEGF 治疗的不良药物应答和频繁注射的负担刺激着新方法的发展。糖皮质激素可以有效治疗 DME，但必须考虑眼压升高和白内障等不良反应。临床医生需结合患者具体情况进行个性化考量，必要时联合微脉冲激光或玻璃体视网膜手术，以达到 DR 及 DME 治疗效果最大化及不良反应最小化的目的。此外，新的治疗方法和药物为我们提供了令人兴奋的潜在解决方案。针对 DME 发病机制中涉及的各种途径的多种类型的治疗方法的开发将有助于减轻 DME 所致视力下降的全球负担。

参考文献

1. FRANK R N. Diabetic retinopathy. N Engl J Med, 2004, 350(1): 48 – 58.

2. XU H, CHEN M, FORRESTER J V. Para-inflammation in the aging retina. Prog Retin Eye Res, 2009, 28(5): 348 – 368.

3. SAHAJPAL N S, GOEL R K, CHAUBEY A, et al. Pathological perturbations in diabetic retinopathy: hyperglycemia, AGEs, oxidative stress and inflammatory pathways.

Curr Protein Pept Sci, 2019, 20(1): 92 –110.

4. RITTIPHAIROJ T, MIR T A, LI T, et al. Intravitreal steroids for macular edema in diabetes. Cochrane Database Syst Rev, 2020, 11(11): Cd005656.

5. YILMAZ T, WEAVER C D, GALLAGHER M J, et al. Intravitreal triamcinolone acetonide injection for treatment of refractory diabetic macular edema: a systematic review. Ophthalmol, 2009, 116(5): 902 –913.

6. ROSENBLATT A, UDAONDO P, CUNHA-VAZ J, et al. A collaborative retrospective study on the efficacy and safety of intravitreal dexamethasone implant (Ozurdex) in patients with diabetic macular edema: the European DME registry study. Ophthalmol, 2020, 127(3): 377 –393.

7. KODJIKIAN L, BAILLIF S, CREUZOT-GARCHER C, et al. Real-world efficacy and safety of fluocinolone acetonide implant for diabetic macular edema: a systematic review. Pharmaceutics, 2021, 13(1): 72.

（张川　邵蕾　整理）

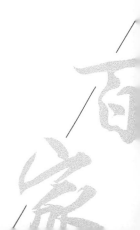

人工智能在糖尿病视网膜病变诊断和筛查中意义重大

25. 人工智能在医学领域中发展迅速

人工智能（artificial intelligence，AI）是研究用于模拟、延伸和扩展人的智能理论、方法、技术的一门新的技术科学。如今，AI 已广泛应用于销售、物流、国防、交通、医疗、教育等各个领域。基于大数据的 AI 在医学领域始终是研究的热点，发展迅速，日新月异。AI 在医学图像识别、图像分割、辅助诊断、疾病预测、健康管理等方面应用广泛。AI 可以从大量医疗保健数据中提取有用特征，使用这些数据协助临床实践。AI 不仅具有自我学习的能力，也具备自我纠正的能力，其可以根据反馈机制不断自我完善，提高可靠性。总体而言，AI 的应用可以缓解当前医疗资源不足和分布不均的现状，提升医生的诊疗水平和工作效率，节约大量宝贵的人力、物力和时间。

AI 的功能主要可以分为机器学习和自然语言处理两大类。在传统的机器学习中，计算机通常采用统计学方法处理数据，按照学习方式可以分为监督学习、半监督学习和无监督学习，决策树、支持向量机（support vector machine，SVM）、人工神经网络（artificial neural network，ANN）等算法都是较为常用的机器学习种类。决策树模型由决策点、策略点及结果构成，计算机可以针对某些需要识别的特征构建分类节点，形成树形的决策结构，通常以最大收益期望值或最低期望成本作为决策准则，通过图解方式求解在不同条件下各类方案的效益值，然后通过比较，做出决策。SVM 是一类按监督学习方式对数据进行二元分类的广义线性分类器，其决策边界是对学习样本求解的最大边距超平面，通过寻找这个超平面对空间中的样本进行分割，以凸二次规划的方法进行求解。遗传算法是根据大自然中生物体进化规律设计提出的，通过模仿自然界适者生存和优胜劣汰的原理，逐代演化出近似最优解。ANN 采用相互连接的若干含有特定输出函数的节点模拟神经元，通过训练不断调整连接权重。而一种新兴的人工神经网络，即深度神经网络（deep neural network，DNN），在输入层和输出层之间包含多个隐藏层，通过对原始数据进行逐层特征变换，寻找数据内在的丰富信息，这种算法被称为深度学习（deep learning，DL）。卷积神经网络（convolutional neural network，CNN）是医学图像识别中常见的 DL 算法，采用连续的通过"滤波器"对上一层级图像逐区域变换的卷积层，逐步提取图像的边界、纹理、形状等信息。传统的机器学习算法依赖于人类专家依据经验预先输入的识别特征，极大地阻碍了 AI 在没有机器学习知识基础的医生中的推广。而 DL 仅需要一组经过简单处理的数据，就可以在学习的过程中提取用于识别的特征，从而允许医生有效地将 AI 应用于临床研究。由于医学实践中包含大量的影像学资料和图像数据，DL 的提出和迅猛发展使得 AI 在医学的应用前景令人格外期待。

医学影像数据和图像资料的识别是 AI 最早应用于医学的领域之一，尤其在肺结节影像、眼科图像、甲状腺超声图像等识别中，计算机可以通过对已有图像的学习，完成对医疗影像的判读，给予较为准确的诊断建议，节省了医生大量的时间。由于眼科疾病的临床诊疗、远程会诊和疗效评估等过程都需要大量影像学资料，因而 AI 在眼科领域应用的优势体现得尤为明显。目前，多款 AI 算法、软件和系统已经用于糖尿病视网膜病变的诊断和分期，如 EyeArt、IDx-DR、Retmarker、GoogLeNet（Inception）等。上述算法主要依据 CNN 的原理，首先将所收集的眼底照片或光学相干断层扫描（optical coherence tomography，OCT）等资料进行数据标注和图像处理，然后进行模型训练、提取图像特征。深度学习模型通过训练集和验证集的训练和调整，避免欠拟合或过拟合从而得到最优模型，最后通过测试集甚至外部测试集进行模型的评价。所谓外部测试集是指利用与模型训练所用数据集不同的其他数据，外部测试集往往提示了所训练模型的真实水平和普适性。Liu 等进行的荟萃分析表明，采用外部验证集进行医学图像识别的人机对比更为严谨。总体而言，模型总体表现较优，灵敏度和特异度分别为 87.0% 和 92.5%，而医学专家诊断的灵敏度和特异度分别为 86.4% 和 90.5%。随着 DL 模型的更新迭代，其计算速度和准确性亦在不断提高，硬件依赖性和所需数据量在不断降低，未来在医学领域将会有更深的发展和更广泛的应用。

26. 人工智能在眼科疾病中具有广泛的应用前景

（1）糖尿病视网膜病变

AI 在眼科最早的应用便是基于眼底照片识别 DR，本章节"人工智能为糖尿病视网膜病变的筛查提供了一种新思路""人工智能为糖尿病视网膜病变精准医疗提供可能"将重点阐述该内容，此处不再赘述。

（2）年龄相关性黄斑病变

年龄相关性黄斑病变（age-related macular degeneration，AMD）是全球范围内老年人群视力损害的主要原因，可根据病程分为四期：无、早期、中期和晚期。美国眼科学会建议中期及以上的 AMD 患者至少应该每两年复查一次。到 2040 年，全球预计将有 2.88 亿 AMD 患者，其中大约有 10% 为中期及以上 AMD。随着老龄化社会的到来，基于 AI 的眼底疾病筛查系统显得格外重要。Ting 等报道了一款 DL 诊断系统用于识别需要转诊的 AMD，该系统利用来自 38 189 名患者的 108 558 张眼底照片进行训练和测试，

中国医学临床百家

模型准确度达到 0.888，受试者工作曲线下面积（area under curve，AUC）为 0.932。考虑到目前已有多款算法可以利用眼底照片诊断 AMD，本研究团队对相关文献进行了整理和系统性评价。我们纳入了 13 篇高质量的文献进行荟萃分析，其中大部分研究使用了公开数据集，尤其是年龄相关性眼病研究（age-related eye disease study，AREDS）。纳入的研究终点可分为转诊 AMD、干性 AMD、湿性 AMD 等，所有研究都将眼科专家的标注作为金标准。我们的结果发现，AI 利用眼底照片识别 AMD 的总体 AUC 为 0.983，总体敏感性、特异性和诊断优势比分别为 0.88、0.90 和 275.27。在阈值分析中，我们发现在纳入的众多研究中存在潜在的阈值效应（Spearman 相关系数：-0.600，$P = 0.030$），这是造成研究之间异质性较大的主要原因。进一步的亚组分析发现，使用 AREDS 数据库的 CNN 模型中，AUC、敏感性、特异性和诊断优势比分别为 0.983、0.88、0.91 和 273.14。除了利用眼底照片，也有众多学者使用 OCT 来训练模型，这些模型也同样能较为准确地识别 AMD 及相关病灶，如玻璃膜疣、视网膜下液、黄斑水肿、脉络膜新生血管、色素上皮脱离等。上述研究均表明，AI 能够出色地识别 AMD，应用基于 AI 的自动化工具有助于医生进行 AMD 的诊断和筛查。

（3）青光眼

青光眼是目前世界上首位不可逆性致盲眼病，全球 40～80 岁人群青光眼的患病率是 3.4%，预计到 2040 年全球将有大约 1.12

亿青光眼患者。由于青光眼具有隐匿性和渐进性，尤其是原发性开角型青光眼，一旦发现视力下降往往已是病程晚期，视野缺损严重，不可恢复，因而早诊断、早治疗将极大提高患者的预后。Kim 等利用视野检查和 OCT 测量的视网膜神经纤维层（retinal nerve fiber layer，RNFL）厚度训练了 AI 模型对青光眼进行识别和诊断，该模型在 399 例数据中进行验证，模型的敏感性达 0.983，特异性为 0.975。Li 等利用彩色眼底照片建立 AI 模型来识别青光眼视神经病变（glaucomatous optic neuropathy，GON），GON 定义为垂直杯盘比≥0.7，或是伴有其他典型的 GON 变化，由 21 位受过训练的眼科医生对照片进行分类。最终模型的 AUC 为 0.986，敏感性为 0.956，特异性为 0.920，其中高度近视眼底改变是导致模型诊断错误的最常见原因。除此之外，基于智能移动终端对青光眼进行自动化筛查也是研究的方向和热点。国内张秀兰团队研发了基于 Humphrey 视野检查的青光眼自动筛查模型，通过智能手机移动终端即可对青光眼进行早期筛查。综上所述，AI 对青光眼的识别主要基于对杯盘比、视盘结构、RNFL 厚度及视野等检查结果的测算，这对青光眼的筛查、诊断、结构功能评估、治疗和预后意义重大。

（4）早产儿视网膜病变

早产儿视网膜病变（retinopathy of prematurity，ROP）是全球范围内儿童失明的主要原因，全世界每年与 ROP 相关的失明发生人数为 3.2 万人。ROP 的筛查一般通过检眼镜或眼底照相实现，当眼底检查发现严重的 ROP 时，患儿的视力往往已经造成明显损害。因此，ROP 的筛查对降低儿童视力损害、减轻社会负担具有重要意义。然而，由于对 ROP 的诊断较为主观，难以达成一致，且很多地区缺少经过培训的眼底医生，故而 ROP 的筛查存在障碍。一些学者尝试利用 AI 来识别和诊断 ROP，以解决 ROP 筛查困难的现状。Brown 等报道了一种全自动 DL 系统可以诊断 ROP，AUC 可达到 0.98。随后，该系统与 8 名国际 ROP 专家进行人机比较，DL 系统的诊断和分类水平超过其中 6 名专家。除此之外，该系统还可以根据 ROP 的严重程度进行评分，这为客观监测疾病进展、退行和对治疗的反应提供了可能。

（5）先天性白内障

先天性白内障是儿童常见的眼病之一，是造成儿童失明和弱视的重要原因。我国的普查资料显示，先天性白内障的患病率约为 0.05%（1∶1918），占儿童失明原因第二位（10%～38%）。先天性白内障患儿若在视觉发育的重要时期错过治疗，将对视力造成难以挽回的损害，故而早发现、早干预对患儿的视觉发育非常重要。Long 等研发了一系列 AI 算法对眼前节照相进行学习，通过读取照片中晶状体混浊区域进行自动识别并做出诊断，其对先天性白内障的诊断表现与眼科医生相当。

（6）其他眼病

除上述常见眼病以外，AI 也被逐渐应用于复杂眼病甚至罕见眼病的识别，如角膜病变的分类、葡萄膜炎的诊断、眼睑肿物的识别、遗传性眼病的筛查、黄斑水肿的预后、近视进展的预测等。越来越多的学者尝试利用 AI 同时识别多种眼病，有国内研究团队研发了基于彩色眼底照相的 AI 模型，该模型可自动识别 39 种眼底疾病，并在多个病种上达到了较高的准确度，这体现了 AI 在眼科疾病诊疗中具有广泛的应用前景。

27. 人工智能为糖尿病视网膜病变的筛查提供了一种新思路

人工智能模型可以通过识别眼底图像来辅助医生完成 DR 的诊断和筛查，常用的模型不仅包括传统机器学习算法如 K-邻近、随机森林和支持向量机等，还包括深度学习模型如卷积神经网络、GAN 网络等。1996 年，Gardner 等构建的人工神经网络通过对 179 张眼底图像进行学习，最终能够识别眼底血管变形和出血。他们用 301 张眼底图像评估该模型对 DR 的诊断效能，发现灵敏度和特异度较低。2006 年，Hinton 提出可以通过"逐层初始化"的方法降低深度神经网络的训练难度，深度学习从此进入快速发展的阶段。此后，越来越多的深度学习算法可用于筛查和诊断视网膜眼底疾病，同时科学家们建立了更为庞大的数据库可用于算法训练。在大数据的处理中，深度学习明显优于传统的机器学习，因此，深度学习模型已经越来越多地应用于 DR 的筛查，其中卷积神经网络成为近年来科研和临床的发展热点。卷积神经网络作为深度学习的经典代表之一，历经多年发展，衍生出多种模型，包括 AlexNet、GoogLeNet、VGGNet 和 ResNet 等，它们已经被广泛用于 DR 的诊断和筛查，且诊断的准确性不断提高。

根据临床指南，对于眼底表现仅为微动脉瘤的轻度 NPDR 患者，仅需进行定期随访。在近年来的研究中，DR 筛查的重点在于需转诊的 DR 患者，即中度 NPDR 或更严重的 DR 患者。2016年，Gulshan 等首次报道了 Google 研发的用于筛查 DR 的深度学习模型，该模型以 EyePACS 的 128 175 个眼底图像作为训练集，其筛查需转诊 DR 的受试者工作特征曲线下面积（area under the curve，AUC）为 0.991，灵敏度为 96.8%，特异度为 87%。此外，研究进一步开展将模型用于 Messidor-2 外部验证集进行模型评估，其 AUC 高达 0.99，灵敏度为 87%，特异度为 98.5%。内外部验证集的评估结果证实该深度学习模型在筛查待转诊 DR 方面具有较高的准确性。Ting 等利用来自新加坡 DR 筛查项目（SIDRP）的 76 370 张眼底图像训练了深度学习的筛查模型，在 10 个外部数据库中进行验证，其中包括多个种族。该模型筛查转诊 DR 的 AUC 高达 0.936，灵敏度和特异度分别为 91.18% 和 99.34%，模型用于筛查晚期视力损伤 DR 的 AUC 为 0.958，灵敏度和特异度分别为 88.52% 和 99.63%。研究同时邀请临床医生进行眼底像读片诊断，对比发现，深度学习模型在诊断转诊 DR 和视力损伤 DR 的准确度要高于临床医生。模型还能够同时筛查 AMD 和青光眼等伴有视力损伤的眼部病变，进一步提升患者的筛查收益。

Gargeya 等采用深度学习模型 EyeArt 对 75 137 眼底图像进行分析，筛查 DR，模型 AUC 为 0.97，灵敏度和特异度分别为 94% 和 98%。同时研究人员用 Messidor-2 和 E-Ophtha 两个数据库进行外部验证 AUC 分别为 0.94 和 0.95。Wang 等对 24 项深度学习 DR 筛查模型进行荟萃分析，合并灵敏度和特异度分别为 91.9% 和 91.3%，在多项研究中模型准确度显著优于临床医生。

人工智能模型在 DR 筛查中展现出巨大的优势，目前，IDx-DR、EyeArt 等深度学习 DR 诊断系统已进入临床试验阶段。在临床试验中，由于图像质量较低及减少了选择偏倚和疾病谱偏倚，灵敏度和特异度相较于科研阶段有所下降，但依旧高于眼科医生的平均水平。一些国家也开始尝试在大规模的 DR 筛查项目中应用深度学习技术，多项多中心研究都显示人工智能模型具有较高的可靠性。Bhaskaranand 等回顾性地收集了美国 EyePACS 的 DR 筛查项目中的 107 001 名糖尿病患者的眼底图像，这项研究涵盖 404 个临床机构。在这项多中心研究中，95% 的图像质量满足 EyeArt 筛查系统要求，结果显示 EyeArt 通过眼底图像筛查 DR 的准确性与受试者是否散瞳、受试者种族、受试者性别及眼底相机型号等因素无关。Zhang 等前瞻性地收集了我国 155 个综合医院的 47 269 名患者的眼底图像，完成了全国范围内的多中心 DR 筛查。该研究显示 24.4% 的糖尿病患者伴有需转诊 DR。同时，该研究采用深度学习算法完成了图像质量控制、DR 分期诊断及糖尿病黄斑囊样水肿分期诊断，筛查 DR 的灵敏度和特异度分别为

83.3%和92.5%。Keel等对96名糖尿病患者进行眼底照相，并向患者同时提供人工智能的识别结果与眼科医生的报告，结果显示78%的患者更愿意接受人工智能筛查。进一步调查显示人工智能模型诊断的最大优势在于方便快捷，虽然仍有一部分患者更愿意相信临床医生，但这一研究从患者的接受能力角度也证明了人工智能进入临床应用的可行性。

基于人工智能的DR诊断和筛查系统不仅具有科研和临床价值，同时在落地后会产生巨大经济效益。Xie等对深度学习筛查系统进行了卫生经济学评价，一种结合人工的人工智能筛查模式首先由人工智能筛查出需转诊的DR患者，再由基层医生对人工智能识别出的需转诊DR患者进行更进一步筛查与分级，减少了眼科专科就诊费用，相较于单纯人工智能筛查及单纯人工筛查费用可降低6.1%和19.5%。传统的眼底照相机因高昂的价格不利于在经济不发达地区推广，因此，有临床研究开始关注基于安装于手机的眼底照相机采集图片的人工智能诊断的可靠性。为了DR的筛查更为便捷，Medios开发的筛查系统将卷积神经网络架构在智能手机中，其所取得的眼底图像可在离线状态下进行DR筛查、分级。Sosale等使用智能手机采集了900名患者的眼底图像并通过Medios AI系统分析结果，虽然图像采集并非由专业医生完成，图像质量较低，但可靠性依旧与其他人工智能筛查系统相当，这为在医疗、科技资源相对落后地区的DR筛查提供了新思路。Hacisoftaoglu等选择UoA-DR数据库，对200张智能手机采集的眼底图像进行分析，该项研究选择了 ResNet50 模型，对 DR 筛查的灵敏度和特异度高达 98.2% 和 99.1%，同时对视力损伤 DR 筛查的灵敏度和特异度达到 95.6% 和 96.2%。Karakaya 等的荟萃分析显示人工智能基于 iNview 智能手机系统的 DR 筛查准确率高于 D-Eye、iExaminer 和 Peek Retina 等系统，其准确率可达 75%。

为减轻 DR 筛查的成本负担，除使用眼底图像以外，一些研究还考虑通过泪液蛋白质组学的检测对 DR 进行初步的筛查。已有研究证实泪液的蛋白质组成能够反映眼部的异常状况，且色谱分析结果也显示了 DR 患者泪液蛋白质与正常人存在差异。Torok 等尝试采用多种机器学习算法分析泪液中的 34 种蛋白质，但是仅有分区递归算法的结果灵敏度和特异度分别达到 74% 和 48%，尚不具有临床应用价值。在随后的研究中，团队采用梯度提升树模型分析泪液蛋白质组学及眼底图像中微动脉瘤的数据，灵敏度和特异度分别提升至 93% 和 78%，为 DR 的筛查提供了一种新思路。

糖尿病患者除 DR 以外，往往还伴有其他多种全身并发症。随着人工智能筛查和诊断 DR 的发展，越来越多的研究致力于发展能够通过眼底图像预测糖尿病患者其他并发症的人工智能模型，如肾脏系统疾病、心血管疾病、脑血管疾病等。Zhang 等通过深度学习模型分析眼底图像，同时进行 2 型糖尿病和慢性肾病两种疾病的风险评估，其 AUC 分别高达 0.929 和 0.930，同时在早期慢性肾病的筛查中，模型 AUC 也达到 0.864。

目前，人工智能通过眼底图像预测心血管疾病风险也具有一定的临床价值，Poplin 等研发的深度模型 AUC 可达 0.70，未来有望用于糖尿病患者的心血管疾病筛查。对于 60 岁以上的 DR 患者，通过人工智能分析眼底图像预测脑认知功能具有临床意义，早期发现认知功能的改变不仅可以采取及时的干预措施，同时对患者的糖尿病管理也具有积极作用。此外，学界认为 DR 亦是一种伴有视网膜退行性变的疾病，随着多焦视网膜电图（multifocal electroretinogram，mfERG）和 OCT 的发展及数据量的积累，研究人员可以用人工智能系统更及时准确地发现视网膜退行性变，有望成为未来 DR 筛查的新方向。

28. 人工智能为糖尿病视网膜病变精准医疗提供可能

1956 年在达特茅斯学院的会议上首次提出"人工智能"这个名词，经历数代更新发展，如今人工智能在一些疾病诊断方面的准确性已经可以与医学专家媲美。人工智能技术为医学领域提供了多元化的辅助医疗模式，很大程度上提高了这些常见眼科疾病的诊疗效率。眼科人工智能技术得到了全世界临床工作者的广泛关注。人工智能以机器学习、数据挖掘为两大技术核心，在各自发展过程中相互助益，促进彼此在技术和应用上实现优化和升级，两者技术范畴上有所交叉，集中体现在数据、算法及算力 3 个方面。

目前人工智能在诊断和筛查 DR 患者方面有了一定的发展，主要体现在模型准确性的提高及大规模多中心临床筛查项目的开展。我们认为，未来的发展方向将体现在以下几个方面：第一，在医学大数据和人工智能高度发展的时代，建立视网膜血管性疾病多模态影像大数据平台，为视网膜血管性疾病人工智能诊疗相关技术的研发提供数据支持。第二，人工智能已经实现对于 DR 分级的精准筛查，且相关产品已经投入临床使用，在此基础上，科研人员将致力于发展其多模态、多维度的筛查能力。尤其在医疗资源欠发达的地区，可以发展基于智能移动设备的人工智能筛查项目，结合远程会诊等新型诊疗手段，提高医疗资源的可得性和平均性。此外，还可以同时进行多种眼底疾病的筛查，提高筛查效率，积极防盲治盲。第三，随着人工智能的高速发展，科研人员已经建立了多个云中心的健康医疗资源数据库，根据健康医疗数据，人工智能模型可以预测受试者患 DR 的风险概率。用受试者临床医学资料及代谢组学、蛋白质组学、影像组学等信息进行疾病预测将是未来精准医疗的发展重点。第四，人工智能可以用于预测 DR 的进展，对于 DR 患者的治疗可以进行及时地调整。人工智能系统在未来可以更为广泛地应用于 DR 及其他眼底疾病的筛查、分级和诊断，更好地服务于患者，实现早发现、早诊断、早治疗的临床目标。

参考文献

1. JIANG F, JIANG Y, ZHI H, et al. Artificial intelligence in healthcare: past, present and future. Stroke Vasc Neurol, 2017, 2(4): 230 – 243.

2. LEE A, TAYLOR P, KALPATHY-CRAMER J. Machine learning has arrived. Ophthalmology, 2017, 124(12): 1726 – 1728.

3. LIU X, FAES L, KALE A U, et al. A comparison of deep learning performance against health-care professionals in detecting diseases from medical imaging: a systematic review and meta-analysis. Lancet Digit Health, 2019, 1(6): e271 – e297.

4. WONG W L, SU X, LI X, et al. Global prevalence of age-related macular degeneration and disease burden projection for 2020 and 2040: a systematic review and meta-analysis. Lancet Glob Health, 2014, 2(2): e106 – e116.

5. TING D S W, CHEUNG C Y, LIM G, et al. Development and validation of a deep learning system for diabetic retinopathy and related eye diseases using retinal images from multiethnic populations with diabetes. JAMA, 2017, 318(22): 2211 – 2223.

6. DONG L, YANG Q, ZHANG R H, et al. Artificial intelligence for the detection of age-related macular degeneration in color fundus photographs: a systematic review and meta-analysis. EClinicalMedicine, 2021, 35: 100875.

7. KIM S J, CHO K J, OH S. Development of machine learning models for diagnosis of glaucoma. PLoS One, 2017, 12(5): e0177726.

8. LI Z, HE Y, KEEL S, et al. Efficacy of a deep learning system for detecting glaucomatous optic neuropathy based on color fundus photographs. Ophthalmology, 2018, 125(8): 1199 – 1206.

9. LI F, SONG D, CHEN H, et al. Development and clinical deployment of a smartphone-based visual field deep learning system for glaucoma detection. NPJ Digit Med, 2020, 3: 123.

10. BLENCOWE H, MOXON S, GILBERT C. Update on blindness due to retinopathy of prematurity globally and in India. Indian Pediatr, 2016, 53 (Suppl 2): S89 – S92.

11. BROWN J M, CAMPBELL J P, BEERS A, et al. Automated diagnosis of plus disease in retinopathy of prematurity using deep convolutional neural networks. JAMA Ophthalmol, 2018, 136(7): 803 – 810.

12. LONG E, CHEN J, WU X, et al. Artificial intelligence manages congenital cataract with individualized prediction and telehealth computing. NPJ Digit Med, 2020, 3: 112.

13. CEN L P, JI J, LIN J W, et al. Automatic detection of 39 fundus diseases and conditions in retinal photographs using deep neural networks. Nat Commun, 2021, 12(1): 4828.

14. WILLIAMSON T H, GARDNER G G, KEATING D, et al. Automatic detection of diabetic retinopathy using neural networks. Investig Ophthalmol Vis Sci, 1996, 37(3): 940 – 944.

15. HINTON G E, SALAKHUTDINOV R R. Reducing the dimensionality of data with neural networks. Science, 2006, 313(5786): 504 – 507.

16. GULSHAN V, PENG L, CORAM M, et al. Development and validation of a deep learning algorithm for detection of diabetic retinopathy in retinal fundus photographs. JAMA, 2016, 316(22): 2402 – 2410.

17. TING D S W, CHEUNG C Y, LIM G, et al. Development and validation of a deep learning system for diabetic retinopathy and related eye diseases using retinal images from multiethnic populations with diabetes. JAMA, 2017, 318(22): 2211 – 2223.

18. GARGEYA R, LENG T. Automated identification of diabetic retinopathy using deep learning. Ophthalmology, 2017, 124(7): 962 – 969.

19. WANG S, ZHANG Y, LEI S, et al. Performance of deep neural network-based artificial intelligence method in diabetic retinopathy screening: a systematic review and meta-analysis of diagnostic test accuracy. Eur J Endocrinol, 2020, 183(1): 41 – 49.

20. LIU X, FAES L, KALE A U, et al. A comparison of deep learning performance against health-care professionals in detecting diseases from medical imaging: a systematic review and meta-analysis. Lancet Digit Heal, 2019, 1(6): e271 – e297.

21. BHASKARANAND M, RAMACHANDRA C, BHAT S, et al. The value of

automated diabetic retinopathy screening with the Eye Art system: a study of more than 100,000 consecutive encounters from people with diabetes. Diabetes Technol Ther, 2019, 21(11): 635 – 643.

22. ZHANG Y, SHI J, PENG Y, et al. Artificial intelligence-enabled screening for diabetic retinopathy: a real-world, multicenter and prospective study. BMJ Open Diabetes Res Care, 2020, 8(1): 1 – 11.

23. KEEL S, LEE P Y, SCHEETZ J. Feasibility and patient acceptability of a novel artificial intelligence-based screening model for diabetic retinopathy at endocrinology outpatient services: a pilot study. Sci Rep, 2018, 8(1): 4330.

24. XIE Y, NGUYEN Q D, HAMZAH H, et al. Artificial intelligence for teleophthalmology-based diabetic retinopathy screening in a national programme: an economic analysis modelling study. Lancet Digit Heal, 2020, 2(5): e240 – e249.

25. SOSALE B, ARAVIND S R, MURTHY H, et al. Simple, mobile-based artificial intelligence algorithm in the detection of diabetic retinopathy (SMART) study. BMJ Open Diabetes Res Care, 2020, 8(1): e000892.

26. HACISOFTAOGLU R E, KARAKAYA M, SALLAM A B. Deep learning frameworks for diabetic retinopathy detection with smartphone-based retinal imaging systems. Pattern Recognit Lett, 2020, 135: 409 – 417.

27. KARAKAYA M, HACISOFTAOGLU R E. Comparison of smartphone-based retinal imaging systems for diabetic retinopathy detection using deep learning. BMC Bioinformatics, 2020, 21(Suppl 4): 259.

28. TOROK Z, PETO T, CSOSZ E, et al. Tear fluid proteomics multimarkers for diabetic retinopathy screening. BMC Ophthalmol, 2013, 13(1): 40.

29. TOROK Z, PETO T, CSOSZ E, et al. Combined methods for diabetic retinopathy screening, using retina photographs and tear fluid proteomics biomarkers. J Diabetes Res, 2015, 2015: 623619.

30. ZHANG K, LIU X, XU J, et al. Deep-learning models for the detection and incidence prediction of chronic kidney disease and type 2 diabetes from retinal fundus images. Nat Biomed Eng, 2021, 5(6): 533 – 545.

31. POPLIN R, VARADARAJAN A V, BLUMER K, et al. Predicting cardiovascular risk factors from retinal fundus photographs using deep learning. Nat Biomed Eng, 2018, 2 (3): 158 – 164.

32. VUJOSEVIC S, ALDINGTON S J, SILVA P, et al. Screening for diabetic retinopathy: new perspectives and challenges. Lancet Diabetes Endocrinol, 2020, 8(4): 337 – 347.

33. RECHT M, BRYAN R N. Artificial intelligence: threat or boon to radiologists? J Am Coll Radiol, 2017, 14 (11): 1476 – 1480.

34. ANDREAS K, MICHAEL H. Siri, Siri in my hand: who's the fairest in the land? On the interpretations, illustrations and implications of artificial intelligence. Business Horizons, 2019, 62(1): 15 – 25.

（董力　李赫妍　徐捷　整理）

糖尿病视网膜病变的早期发现及随访监测至关重要

29. 糖尿病视网膜病变的早期发现至关重要

近年来，全球糖尿病患病率逐年上升，约 1/3 的糖尿病患者会发生 DR。因此，DR 已成为一个严峻的公共卫生问题，其早期诊断意义重大。对 DR 进行早期发现和及时干预可以明显降低糖尿病人群的致盲率。对于早期无眼部症状的糖尿病患者，我们仍然可以发现视网膜神经损伤及肉眼下无法观察到的微血管改变，因此对于糖尿病患者进行眼部早期筛查可以发现 DR 的进展从而进行有效的临床干预。目前 DR 筛查诊断的主要方法包括彩色眼底照相技术、超广角眼底影像技术、OCT、OCTA、荧光血管造影及超声检查。彩色眼底照相技术可以直观反映患者的眼底情况；超广角眼底影像技术可以帮助发现周边更广泛的病变；OCT 可以对糖尿病黄斑水肿进行诊断和监测；荧光血管造影可以用来评估

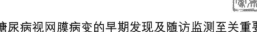

新生血管的状态；超声检查是屈光介质混浊患者病情评估唯一有效的方法。此外，应用生物标志物进行分子成像，也可以作为筛查工具来预测 DR 的进展风险。

（1）彩色眼底照相技术是 DR 筛查的有力手段

ETDRS 研究中使用的散瞳后标准 7 视野眼底立体像是目前公认的 DR 诊断、分级的金标准。但此方法耗时长，患者配合度差，不适用于大规模 DR 筛查。理想的 DR 筛查方法要求检查敏感度和特异度应分别达到 80% 和 95% 以上，筛查失败率应低于 5%。单视野眼底像敏感度和特异度仅为 54%～78% 和 88%～89%，不能满足 DR 筛查的条件。2 视野眼底像敏感度和特异度可达到 80%～98% 和 86%～100%，3 视野眼底像可达到 92% 和 97%，可以达到 DR 筛查的效力。与 7 视野眼底立体像相比，2 视野和 3 视野眼底像操作简单快捷，患者配合度好，是目前广泛应用的 DR 筛查方法。

散瞳后眼底照相大大提高了 DR 的检出率，其筛查不同分级 DR 的敏感度都可达到 80% 以上，筛查威胁视力 DR 的敏感度和特异度高达 97% 和 92%。因此，散瞳后眼底照相是 DR 筛查的最准确方法。但散瞳比较耗时，且散瞳后存在青光眼大发作、视近模糊等风险，这限制了其在基层医疗机构，特别是没有眼科医生的医疗机构中的应用。高加索人中散瞳引发的急性闭角型青光眼大发作的发生率为 6/20 000，亚洲人种前房较欧美人种窄，发生率可能更高。因此免散瞳眼底照相是基层医疗机构应用的主要筛查手段。受屈光介质混浊、小瞳孔等因素影响，17.0%~20.4% 的免散瞳眼底图像质量不能达到阅片要求，特异度为 78%~98%，敏感度为 86%~90%，略低于散瞳眼底像。在基层医疗机构，采集的非散瞳眼底照片可以通过远程医疗系统传给阅片中心，由眼底病专家进行阅片，对 DR 进行诊断、分级，这种方法敏感度可达到 80% 以上，特异度可达到 90% 以上，省去了患者和筛查者的时间，提高了边远地区糖尿病患者的筛查依从性，进而提高 DR 的检出率，是一种经济有效的筛查模式，同时也提高了其他眼底疾病的检出率。

无论哪种眼底图像采集方法，采集后都需要眼科医生进行阅片，对 DR 进行诊断和分级。一个经验丰富的阅片员诊断并分级 DR 需要花费 1~2 分钟，对于任何国家，这都是一笔巨大的劳动支出，且随着糖尿病患者的增加，这笔支出将继续增加。因此，很多研究者致力于 DR 自动识别软件的研发，目前已有大量软件上市，部分仍处于研究阶段。这些软件可以检测出是否有 DR，部分软件甚至可以将 DR 分级。这些软件判断是否有 DR 的敏感度很高，但对于 DR 分级的特异度、敏感度还有待验证。这些软件至少可以做到初步筛选出质量不合格和存在任何一种眼底病变的图像，由眼科医生对这些有问题的图像进行进一步判定。这种半自动的筛查方法经济有效，可以降低阅片员 30%~40% 的工作量。

除了对 DR 进行筛查和分级，彩色眼底照相还能提供很多有关 DR 预后的信息，如视网膜小动脉的直径与血糖和 HbA1c 水平呈正相关，而视网膜小静脉的直径与 DR 严重程度呈正相关，是 DR 预后的独立危险因素。但目前类似的研究相对较少，更多的眼底照片信息有待挖掘。

因此，单张或两张视野彩色眼底像是临床广泛应用的 DR 筛查方法，这种筛查方法也存在一定缺陷，如由于眼底图像是二维图像，不能准确诊断黄斑水肿，用眼底图像判断黄斑水肿时，黄斑区出现硬性渗出即认为出现黄斑水肿，这会造成很高的假阳性率。

（2）超广角眼底照相可以发现 DR 周边血管异常

普通彩色眼底照相一般只能覆盖后极 45°范围，仅占到所有视网膜面积的 15%，即使是标准的 7 视野眼底立体像，也仅能覆盖 60°~70°的视网膜，无法观察到周边视网膜情况。然而 DR 所致的视网膜病变不但累及后极部视网膜，也累及周边视网膜，这促使了广角眼底成像系统的问世。

目前临床中应用较多的广角眼底成像系统主要有以下 2 种：①Heidelberg Spectralis 非接触超广角眼底成像系统可以提供 120°的激光扫描眼底像；②Optos P200MA（Optos Plc，Scotland，UK）激光扫描技术可以提供 200°的眼底照相（图 15）。200°范围可以覆盖 82% 的视网膜，分辨率达 11~14 μm，并且无须散瞳，简单易行，由于应用了激光扫描检眼镜技术，超广角眼底照相受屈光介质混浊的影响比传统眼底相机小。这两个广角成像系统各具特点，Optos 系统成像范围广，特别是在鼻侧和颞侧，而 Heidelberg

Spectralis 在上方和下方成像更全面，周边视网膜变形程度小。

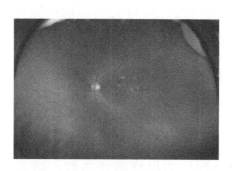

图 15　超广角眼底照相示糖尿病视网膜病变，眼底大量
微血管瘤、出血点及硬性渗出（彩图见彩插 9）

超广角成像系统的应用使 DR 的诊治进入一个新时代。以 7 视野眼底像为标准，超广角眼底像诊断 DR 和 PDR 的敏感度分别为 99% 和 73%，特异度为 100% 和 99%。因为它可以发现更多的周边部病变，与传统 7 视野眼底像比较，Optomap 超广角眼底像在 19% 的 DR 患者中诊断出更重的 DR 分级，并多发现 30% 的周边视网膜新生血管。

Optomap 超广角 FA 还可以发现比 7 视野 FA 多 3.9 倍的无灌注区，1.9 倍的新生血管。7 视野 FA 未发现任何无灌注区或新生血管的患者，10% 可以在超广角 FA 检查中发现病变。Optomap 超广角成像发现的周边部 DR 改变与患者预后密切相关，多数（50% 以上）DR 病变（出血、MA、静脉串珠样改变、IRMA、NVE）位于 ETDRS 7 视野以外的 DR 患者比多数（50% 以上）病变位于 7 视野以内的患者，4 年后进展为 PDR 的概率高 4.7 倍，

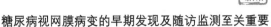

而与基线 DR 分级和 HbA1c 无关。

超广角 FA 发现的周边视网膜缺血与黄斑水肿的发生显著相关，有周边视网膜缺血的患者比没有周边视网膜缺血的患者发生黄斑水肿的概率高 3.75 倍，超广角造影发现的周边无灌注区面积或周边视网膜小血管渗漏都是发生黄斑水肿或新生血管的危险因素。超广角 FA 可以协助发现周边更大范围的无灌注区，超广角 FA 指导下进行目标视网膜光凝（targeted retinal laser photocoagulation, TRP）有望用更少的激光能量有效光凝无灌注区，使新生血管退化，减少 PRP 的不良反应，是一种很有潜力的 DR 治疗方法。

总之，超广角眼底成像技术提高了发现周边 DR 病变的效率，特别是无灌注区和新生血管，有利于对 DR 进行更精确的诊断和治疗。

（3）OCT 和 OCTA 能较早地检测出视网膜结构变化和血管异常情况，可有效评估 DR 患者的黄斑水肿及新生血管状态

OCT 是近 20 年来临床和科研中应用非常广泛的眼科检查工具之一，为 DR 的诊治提供另外一个有用的检查手段。其超高的分辨率可以清晰地显示玻璃体视网膜界面形态、视网膜分层、视盘情况，以及鉴别视网膜内或视网膜下病变（如视网膜下积液或视网膜下出血），特别是对于黄斑区病变的观察非常有用，可以诊断玻璃体黄斑牵拉，定量测量黄斑区容积、黄斑中心凹的厚度、黄斑区视网膜分层厚度。在 DR 临床前期，OCT 主要表现为神经视网膜内层的薄变。在一项为期 1 年的随访研究中发现，视网膜

内层厚度以每年 0.53 μm 逐年递减，并且与功能视网膜改变相关。Ferriera 等认为视网膜光感受器层薄变可能是 DM 病程期间细胞肿胀及血氧导致的。OCT 对糖尿病视网膜病变的重大意义在于明显改善了糖尿病视网膜病变，特别是糖尿病黄斑水肿的诊疗和预后。OCT 为临床医生提供黄斑水肿时视网膜解剖结构变化，有助于临床医生判断黄斑水肿是否累及中心凹，精确测量黄斑中心凹的厚度。根据 DME 在 OCT 中的形态特征，将其分为四种类型：早期、单纯型、囊样型和浆液型黄斑脱离。而 FFA 又将 DME 分为弥漫型和局限型，在 OCT 图像中，弥漫型黄斑水肿液体积聚于内核层和外丛状层，而局限型黄斑水肿液体积聚于外丛状层和外核层，内核层很少受累。OCT 对于黄斑水肿最重大的意义在于：能够根据黄斑区的形态和厚度变化，判断 DME 对抗 VEGF 药物的反应。而黄斑区解剖结构的恢复、OCT 测量的中心凹厚度及注药后中心凹厚度变薄程度与视力预后是密切相关的。鉴于 OCT 的以上特征，目前其对 DME 的诊疗有着不可取代的作用，敏感度和特异度达到 78% 和 86%。随着 OCT 在临床中的应用越来越广泛，它已经被大家公认为是诊治 DME 的金标准。在传统 DR 筛查流程中加入 OCT 检查，不仅提高了诊断 DME 的准确性，也明显减少了彩色眼底照相诊断 DME 高假阳性率带来的后续诊疗费用。

除了对黄斑水肿进行定量定性分析，OCT 对于 DR 的诊治还有其他的重要功能，如发现硬性渗出、黄斑前膜、纤维血管膜、

PDR 导致的玻璃体黄斑粘连或牵拉、视网膜各层的连续性、视网膜萎缩等。OCT 可以判断 IS/OS 层和外界膜的完整性，这对判断患者视力预后有较大意义，并且决定了视网膜层间囊腔的大小。OCT 还可以观察视盘新生血管及其与视盘的解剖关系，IRMA 在 OCT 上表现为正常视网膜结构的局限性缺失。此外，OCT 还可以鉴别渗漏性的和非渗漏性的微血管瘤，预测黄斑水肿的发生，渗漏性的微血管瘤在 OCT 中的特征为囊样结构伴有高反射点状结构。

OCTA 是一种新型的、快速无创的三维血管成像技术，能够记录血管内红细胞的移动，通过一种去相干的技术得到血流成像，可以分层显示视网膜脉络膜血管结构和血流情况，定量测量黄斑区和视盘周围视网膜、脉络膜的血流密度。与传统 FFA 相比，OCTA 是无创的，避免了造影剂导致的可能并发症，更加快速，几秒钟内可以得到成像结果，患者耐受性好，可重复性强，即使孕妇、肝肾功能损伤或对造影剂过敏的患者都可以安全应用。但是，其也存在一些缺点，如无法显示异常血管的功能状态，由于扫描范围小，对黄斑和视盘病变扫描清晰，但对周边部病变显示不佳。

我们利用快捷、无创的 OCTA 技术对眼底循环状态进行多维度评估，发现在眼底照相检查中没有发现任何 DR 改变的患眼中，OCTA 已经能发现 DR 相关的视网膜血管改变。OCTA 检查中有118 只眼（40.4%）的患眼表现出微血管异常，包括中心凹无血管区侵蚀 95 只眼（32.5%）、浅层和深层视网膜的无灌注区［分别有 39 只眼（13.4%）和 19 只眼（6.5%）］及浅表层和深层视网膜的微动脉瘤［分别为 22 只眼（7.5%）和 31 只眼（10.6%）］（图 16）。结果提示在糖尿病未出现眼底病变的阶段就存在黄斑区拱环形态及周围毛细血管密度改变，并阐明其机制可能为高糖状态下毛细血管失去正常的张力，引起视网膜毛细血管通透性及血流量增加，使视网膜毛细血管的血流动力学发生异常。识别极早期糖尿病患者存在的微循环障碍，是对糖尿病靶器官损害识别窗口的前移，可以为决策治疗时机及优化治疗方案提供客观依据，从而建立极早期糖尿病损害的精准筛查方案。随着 DR 患者缺血程度继续加重，OCTA 显示为黄斑拱环破坏、小静脉迂曲、毛细血管环等微血管异常改变。大多数在 FFA 上可以显现的 MA 在 OCTA 上也可以显现，一些在 FFA 上显现不出的微血管瘤在 OCTA 上也可以显现。MA 在 FFA 中表现为小点状的强荧光，而在 OCTA 中表现为毛细血管环或毛细血管的局部或节段性扩张。此外，OCTA 还可以鉴别微血管瘤和 NV，精确定位微血管瘤在视网膜层间的位置，一些在 FFA 上认为是微血管瘤造成的局部荧光渗漏在 OCTA 上显示为突破内界膜的新生血管芽。

DME 在 OCTA 上表现为黑色的、低反射的、边界光滑的囊样区域（图 17），在视网膜深层血管层尤为明显，这些区域内检测不到血流信号。周围常伴有视网膜浅层和深层微血管异常或阻塞。而硬性渗出在 OCTA 上表现为仅在外层视网膜可见的明亮的高反

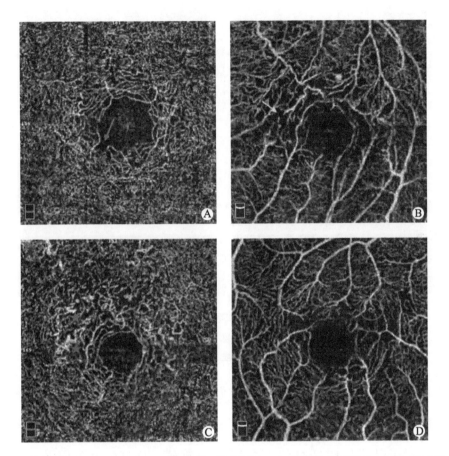

A. 深层视网膜可见中心凹无血管区侵蚀（绿色箭头）；B. 浅层视网膜可见微血管瘤（红色箭头）和无灌注区（黄色箭头）；C. 深层视网膜可见微血管瘤（红色箭头）和异常的微血管扩张（五角星）；D. 浅层视网膜可见血管环（红色圆圈）。

图16　检眼镜下没有发现糖尿病视网膜病变的患眼，

在 OCTA（3 mm×3 mm）上可以检测到视网膜

微血管改变（彩图见彩插10）

射信号，是一种无血流的去相干信号。这些信号由一些无血流的结构生成，可能是由于扫描时眼球发生了轻微的移动。

OCTA 对视网膜 NV 的成像具有独特优势，FFA 成像中，由于

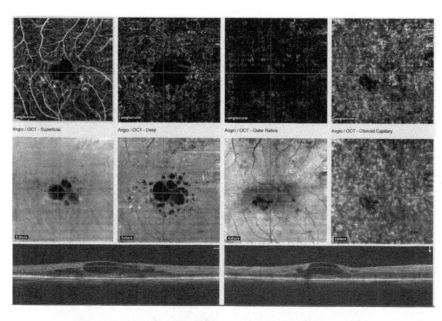

图 17　OCTA 示视网膜浅层和毛细血管深层可见 FAZ 扩大，
微血管瘤，黄斑区毛细血管闭塞、扩张，en face 图像中可见
黄斑水肿的囊样区域（彩图见彩插 11）

严重的荧光渗漏，新生血管显示为团状强荧光，无法分辨新生血管的形态，而 OCTA 则可以清晰显示 NV 内异常血管网的形态结构，对于已经形成纤维组织的新生血管膜，OCTA 也可以分辨出其中的新生血管成分。在 en face 模式下，可以显示 NV 与视网膜的分层位置关系，并且 OCTA 图像软件可以将内界膜上方的玻璃体腔区分为一层，不但可以显示视网膜内的 NV，也可以显示玻璃体腔内 NV 的状态。OCTA 可以定量测量 NV 的面积、NV 内的血流指数，从而反映新生血管的活性。利用这一功能，可以动态地观察到 NV 在抗 VEGF 治疗后血管面积、血流指数先降低后升高的病理过程，临床医生可以据此判断新生血管对抗 VEGF 药物或视网膜光凝治疗的反应，并以此指导下一次治疗时机的选择。但是，受其扫描范围的限制，OCTA 对于周边部新生血管的扫描有遗漏可能。

总之，OCTA 是一种很有前景的视网膜成像技术，对 DR 的诊断、筛查、检测、治疗都很有意义。

（4）荧光血管造影技术对于 DR 患者具有重要的临床价值

荧光素眼底血管造影（fluorescein fundus angiography，FFA）是根据荧光素钠染料在视网膜脉络膜血管系统内的显影对疾病进行诊断，是目前包括 DR 在内的多种眼底血管性疾病的诊断金标准。FFA（图 18）显示的 DR 病变有点状强荧光的微动脉瘤、片状弱荧光的无灌注区、视网膜内微血管异常、黄斑缺血导致的 FAZ 面积扩大、视网膜 NV 等。荧光素从血管内渗漏则表示血－视网膜屏障的破坏，在 DME、PDR 形成的视网膜 NV 中可以看到，对荧光渗漏的观察是 FFA 较其他检查的优势。通过对荧光渗漏的观察，判断渗漏的来源，指导黄斑水肿的激光治疗，观察黄斑激光治疗及抗 VEGF 治疗的效果。超广角造影能够对后极部 200°范围的视网膜进行造影，这个范围比标准的 EDTRS 7 视野范围大很多，可以观察到更全面的视网膜病变特别是周边部。顽固性的 DME 与周边大范围的 NP 区有关，需要更多的激光治疗，可能与 NP 区导致 VEGF 释放增加有关。

FFA 最大的优势在于，它是所有 DR 检查中唯一能显示视网膜血流和血管通透性的检查，并能通过观察荧光渗漏和积存的情

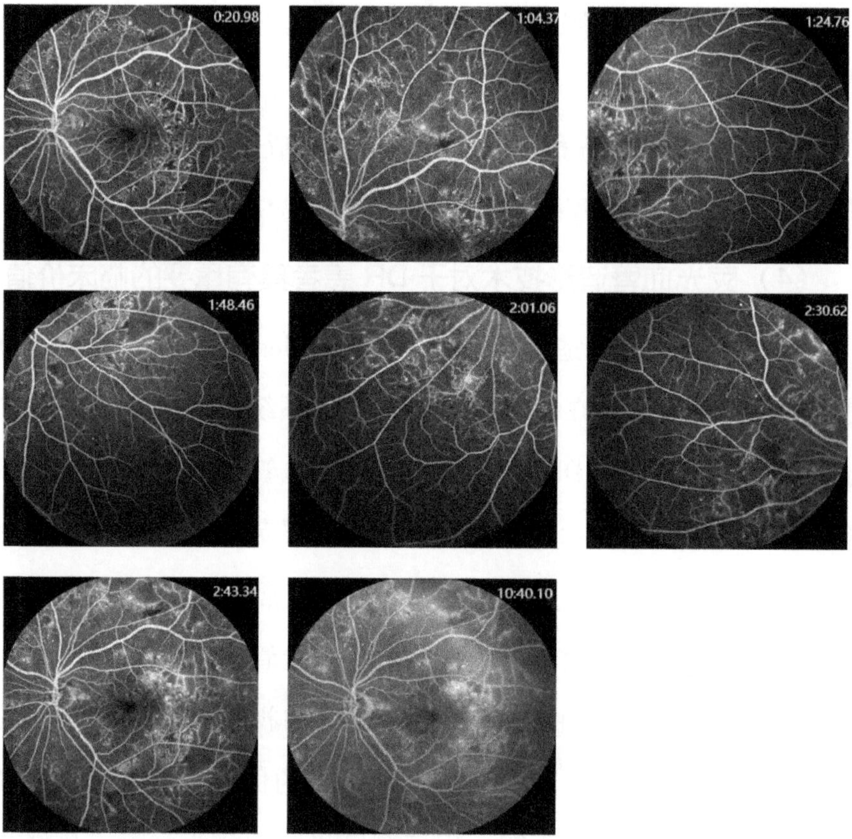

图18　糖尿病视网膜病变荧光血管造影检查

况动态反映血管功能。尽管 FFA 对于 DR 有着重要的诊断价值，但其为有创检查，可能引起相关并发症，如一过性的皮肤巩膜黄染、恶心、呕吐、荨麻疹，甚至引起肾功能不全、过敏性休克等严重并发症，因此临床中应用不及眼底照相、OCT 广泛。因此在进行 FFA 检查之前，临床医生需仔细斟酌其提供的信息是否必须，其他无创检查是否能提供相同的信息。

（5）超声检查是屈光介质混浊患者病情评估的有效方法

彩色多普勒超声检查是另外一种诊断 DR 的工具，主要用于玻璃体积血或其他原因导致的屈光间质混浊、眼底检查无法透见玻璃体及视网膜情况的患者，为临床诊治提供依据。眼 B 超（图 19）主要用于鉴别是否发生了视网膜脱离，也可以发现其他病理变化，如玻璃体积血、玻璃体后脱离（posterior vitreous detachment，PVD）、玻璃体视网膜牵拉等。

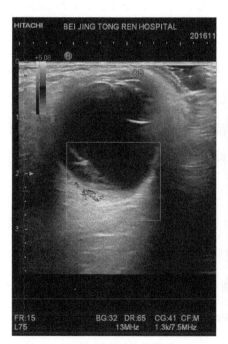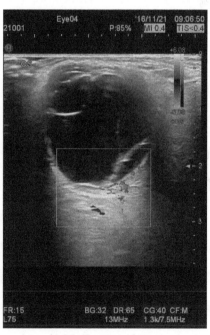

图 19　彩色多普勒超声检查示双眼玻璃体混浊，玻璃体腔可见条带状回声，其上探测到血流信号，血流信号与视网膜中央动、静脉相延续（彩图见彩插 12）

糖尿病视网膜病变的超声表现多样，诊断比较复杂，尤其在PDR引起的牵拉性视网膜脱离及新生血管膜的鉴别方面更为困难，彩色多普勒超声和彩色多普勒血流显像对二者的鉴别有很大帮助。玻璃体中出现PDR增殖膜或新生血管膜在超声下均表现为厚度不均、连续性不佳或有分支的膜状强回声，膜状回声有时与视网膜出现点片状的粘连，严重时机化膜牵拉视网膜形成牵拉性视网膜脱离，脱离范围广泛时则出现视网膜全脱离。如果没有合并视网膜脱离，则玻璃体腔中只可见膜样回声，没有异常血流信号；当合并牵拉性视网膜脱离时，在脱离的视网膜回声条带上可以探查到血流信号，且此血流信号与视网膜中央动、静脉相延续，血流频谱也与视网膜中央动、静脉完全相同；当玻璃体纤维膜上有新生血管存在时，在检查中可能发现异常的血流信号，但是其血流信号不与视网膜中央动、静脉相延续，血流频谱也与视网膜中央动、静脉不同。

此外，PVD对于PDR患者至关重要，因为玻璃体黄斑牵拉或玻璃体视盘牵拉都有可能对视网膜造成不可逆损伤。2型糖尿病患者中PVD的发生率为63%，高于正常人群，其中77%为不完全玻璃体后脱离（incomplete posterior vitreous detachment, IPVD）。PVD大多起始于血管弓外，在NV处有玻璃体视网膜粘连，NV被收缩的玻璃体皮质向前牵拉，沿着脱离的玻璃体后界向玻璃体腔生长。PVD经常与严重的纤维血管增生有关，玻璃体视网膜牵拉导致新生血管生长和已有纤维膜增厚。IPVD进展为威胁视力的

DR（严重 NPDR、糖尿病性黄斑病变、PDR）的概率是没有 IPVD 的 5 倍。这种玻璃体视网膜粘连可以造成切线方向和（或）前后方向的牵拉力，导致黄斑水肿、牵拉性视网膜脱离或玻璃体积血。故玻璃体后脱离的状态对于 DR 的预后很重要。

因此，对于屈光介质混浊的 DR 患者，一定要行眼 B 超检查，了解玻璃体视网膜情况，指导临床治疗。

30. 糖尿病全程监测及糖尿病视网膜病变的随访研究

作为影响人类健康的全球性疾病，糖尿病已成为影响当今全球人类健康的重要因素之一。据统计，截至 2000 年，全球糖尿病患者达 1.77 亿，其中，中国就占了约 2000 万人，约占总数的 12.0%，成为全球排名第二的糖尿病大国。在眼部的诸多并发症中，又以 DR 的视力损害最为严重，是导致发达国家劳动年龄人群视力丧失的主要原因之一，但 DR 是可以预防或减轻的。

研究表明，对于 1 型糖尿病患者，诊断糖尿病 5 年后 DR 的发病率为 25%，10 年后为 60%，15 年后为 80%；对于 2 型糖尿病患者，5 年后使用胰岛素患者 DR 发病率为 40%，未使用胰岛素患者为 24%，19 年后分别为 84% 和 53%。研究发现，定期进行眼底检查和合理控制血糖可以预防 98% 的致盲性 DR。然而，由于医疗资源分布不均，患者健康意识薄弱，目前仅有 50%~60% 的糖尿病患者每年接受 DR 筛查。

根据 2019 年美国眼科学会(American Academy of Ophthalmology，AAO) 发布的糖尿病视网膜病变临床指南，1 型糖尿病患者应在诊断糖尿病 5 年后开始接受 DR 筛查，每年复查一次；2 型糖尿病患者应在诊断为糖尿病时就接受筛查，之后至少每年复查一次。妊娠期糖尿病妇女在怀孕期间不需要接受眼科检查，妊娠期糖尿病也不增加妊娠期间发生 DR 的风险。但已经确诊为糖尿病的患者怀孕之后需要在妊娠早期或孕 3 个月末就接受眼底检查。糖尿病患者眼底筛查一旦发现 DR 应到眼科进行进一步检查，确定是定期复查还是接受治疗。

此外，对于糖尿病患者，将血糖、血压、血脂控制在接近正常值能够预防 DR 的发生或减慢已有的 DR 继续进展。其中，血糖控制是最重要的可调控因素，对于已存在 DR 的患者，血糖水平是预测发展到晚期 DR 的重要危险因素，HbA1c 的推荐控制目标为 7%。因此，对糖尿病患者定期进行眼底检查、将代谢指标控制在正常范围是行之有效的预防或减轻 DR 的方法。

(1) 糖尿病患者应定期进行眼底检查

糖尿病可以累及神经、肾、心血管等多个系统，其中 DR 是重要的并发症之一，研究显示 DR 发生率可高达 36.8%。我国幅员辽阔，地区间发展不均，在不同地区进行的糖尿病视网膜病变流行病学调查显示糖尿病视网膜病变的患病率差别较大。国内有学者将我国近年的以人群为基础的糖尿病视网膜病变流行病学资料进行 Meta 分析后得出，我国糖尿病人群中总的糖尿病视网膜病变患病率为 23%，其中 NPDR 为 19.1%，PDR 为 2.8%。

　　研究发现，对于 1 型糖尿病视网膜病变患者，随访 1 年后，原本无糖尿病视网膜病变的患者有 0.3% 发展为糖尿病视网膜病变，随访 5 年糖尿病视网膜病变的发生率则上升为 3.9%。对于 2 型糖尿病视网膜病变患者，随访 1 年后，原本无糖尿病视网膜病变的患者有 1.8% 发展为糖尿病视网膜病变，随访 5 年糖尿病视网膜病变的发生率则为 3.9%。随着糖尿病病程的延长，糖尿病视网膜病变的患病率逐年增加，致盲率也逐年升高。糖尿病的病程很可能是最强的预示视网膜病变发生的因素，在美国 WES 糖尿病视网膜病变研究中，年轻发病的糖尿病患者中 3 年内 8%、5 年内 25%、10 年 60%、15 年 80% 出现视网膜病变，视网膜病变的发生率随病程延长而逐年上升。由此可见，糖尿病患者，即便暂时没有发现明显的眼底病变，即便患病年龄较小、全身情况较好，即便血糖控制良好，都不应该忽视眼底的定期检查。根据全球范围内的流行病学及糖尿病的随访研究，目前推荐未发生糖尿病视网膜病变的糖尿病患者，每年进行一次眼底检查。

　　Younis 等发表在《柳叶刀》杂志上的研究结果提示，1 型糖尿病视网膜病变患者，对于初筛即有背景型糖尿病视网膜病变或轻度增殖前期糖尿病视网膜病变患者 1 年后发展为 VTR（影响视力的视网膜病变）的占比分别是 3.6% 和 13.5%。对于 2 型糖尿病视网膜病变患者，初筛即有背景型糖尿病视网膜病变或轻度增殖前期糖尿病视网膜病变患者 1 年后发展为 VTR 的占比分别是

5%和15%。因此建议对已有糖尿病视网膜病变患者应每年或更频繁地随访。对于PDR患者，由于已经发生了眼底的增殖性改变，新生血管可以在数周到数月的时间内快速发生发展，增殖的视网膜前膜很容易牵拉视网膜形成视网膜脱离，新生血管膜也极易造成眼内的活动性出血和机化，这种增殖性眼底病变引起的VTR往往导致患者视力预后很差，甚至造成了视力的永久性丧失。避免这一不良预后发生的唯一办法就是密切随访、及时治疗。粗略来说，目前推荐NPDR患者每半年查一次眼底，PDR患者每月查一次眼底，只有这样，才能真正做到早发现、早治疗，糖尿病视网膜病变患者的视力才有希望得到最大限度的挽救。根据最新的糖尿病视网膜病变指南，糖尿病及糖尿病视网膜病变的患者应按照表5进行随访安排。

表5　糖尿病视网膜病变指南随访安排

病变严重程度	随访间隔（月）
糖尿病视网膜病变的严重程度	
正常或微小 NPDR	12～24
轻度 NPDR	6～12
中度 NPDR	3～6
重度 NPDR	<3
PDR	<1
糖尿病黄斑水肿的严重程度	
非中心凹受累 DME	3～6
中心凹受累 DME	1～3
稳定的 DME	3～6

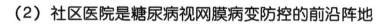

（2）社区医院是糖尿病视网膜病变防控的前沿阵地

在糖尿病高发已成为全社会的健康问题的今天，在社区建立一种糖尿病视网膜病变的筛查防治模式将产生深远的意义。糖尿病视网膜病变整体防治的关键是加强社区筛查和防治。如果大力推行糖尿病视网膜病变的社区筛查和防治，将会大大减少其后续的治疗费用，并带来巨大的社会和经济效益。如今的糖尿病视网膜病变筛查和防治模式大多是以医院为中心，即对每一位就诊的糖尿病患者进行全身的包括眼科的检查，建好病历，再让患者定期复诊，以筛查糖尿病视网膜病变。这种以医院为核心的模式，优点在于针对性较强、诊断结果较为明确，但这种模式的缺点也很突出，由于部分患者对疾病的认知程度不足及高龄患者行动不便，造成了患者就医的依从性较差，从而导致糖尿病视网膜病变患者延误诊断和治疗，最终增加了致盲和低视力的风险。

与中心医院不同的是，社区卫生服务站能深入社区人群，能最及时地发现社区居民的健康问题，而且患者就诊方便、费用较低、依从性佳，其优越性是任何医疗机构都难以取代的。所以，驻扎社区医疗服务中心和社区医院这两个中心，来开展糖尿病视网膜病变的防治，将成为今后糖尿病视网膜病变筛查和防治的重点。随着我国卫生事业的发展，社区医院也加快了居民健康管理电子化的进程。越来越多的社区医院建立起了电子健康档案，并且加入了糖尿病视网膜病变筛查，构建眼病资料数据库。根据筛查结果，可以指导患者的检查治疗和复诊，实现合理转诊，极大地为患者节约了就诊时间和交通费用，为社会和国家节约了医疗成本和公共资源。最为重要的是，这种糖尿病视网膜病变的筛查防治模式在很大程度上提高了糖尿病患者的眼科复查依从性，实时开展的眼病知识科普教育，又极大地提高了患者的生活质量，减少了疾病相关的家庭和社会负担。由此可见，把社区医院作为糖尿病视网膜病变防控的前沿阵地，对糖尿病患者及整个社会的健康发展都将产生深远的影响。

（3）糖尿病视网膜病变的远程医疗管理

远程医疗即远距离地提供医疗服务和促成健康信息交流，它可覆盖全部的医疗活动，包括预防、诊断、治疗、医学教育和医学研究等方面。现代信息技术的飞速进步推动了远程医疗的迅速发展。远程医疗使患者能享受到更为便捷的医疗服务，因为其大大减弱了地域和时间局限性因素对医疗活动的影响，使得医疗服务的范围扩大到之前医疗资源不能覆盖的边远地区。远程医疗作为一种独立的医学工具，正日益受到整个眼科界的重视。

尽管全社会对糖尿病视网膜病变的认知程度正在不断提高，但是糖尿病患者对糖尿病视网膜病变的筛查和治疗依从性却并不理想，即便在医疗资源丰富的欧美发达国家，糖尿病患者中定期参加筛查的比率也很小。同时由于去大城市的中心医院就诊费用高、路途远，患者就诊和随诊的依从性也大大下降。欧美一些国家已经有大量不同规模的 DR 远程筛查项目启动，并且在增加患者依从性、提高筛查防治效率、节约政府医疗开支等方面取得了显著成效。

从远程医疗操作的技术层面来看，将远程医疗广泛应用到糖尿病视网膜病变的筛查防控中是极为可行的。由于糖尿病视网膜病变眼底照相筛查的决策主要建立在图像的基础上，远程医疗领域的存储转发技术和实时可视会议技术为其在眼科领域的应用提供了可行平台。这些远程 DR 筛查系统有着大致相同的流程：从远程终端的眼底图像和患者信息获取，到检查信息数据的传输，再到最后的会诊中心判读眼底图像。除了筛查系统的建立，对于筛查结果为阳性即确诊为糖尿病视网膜病变的患者，为了整合不同区域、不同层次的眼科资源，还需要建立起其专属的眼病临床数据库。临床数据库包括患者的基本信息（姓名、性别、年龄、职业等）、诊疗信息（其他相关检查和检验记录）、眼底图像及诊断信息。相信在不远的将来，远程医疗事业的发展定会成为糖尿病视网膜病变防治中不可或缺的一部分。

参考文献

1. VUJOSEVIC S, ALDINGTON S J, SILVA P, et al. Screening for diabetic retinopathy: new perspectives and challenges. Lancet Diabetes Endocrinol, 2020, 8(4): 337-347.

2. GOH J K, CHEUNG C Y, SIM S S, et al. Retinal imaging techniques for diabetic retinopathy screening. J Diabetes Sci Technol, 2016, 10(2): 282-294.

3. VUJOSEVIC S, BENETTI E, MASSIGNAN F, et al. Screening for diabetic

中国医学临床百家

retinopathy: 1 and 3 nonmydriatic 45-degree digital fundus photographs vs 7 standard early treatment diabetic retinopathy study fields. Am J Ophthalmol, 2009, 148(1): 111 – 118.

4. TAVARES FERREIRA J, PROENCA R, ALVES M, et al. Retina and choroid of diabetic patients without observed retinal vascular changes: a longitudinal study. Am J Ophthalmol, 2017, 176: 15 – 25.

5. TAVARES FERREIRA J, ALVES M, DIAS-SANTOS A, et al. Retinal neurodegeneration in diabetic patients without diabetic retinopathy. Invest Ophthalmol Vis Sci, 2016, 57(14): 6455.

6. YANG J Y, WANG Q, YAN Y N, et al. Microvascular retinal changes in pre-clinical diabetic retinopathy as detected by optical coherence tomographic angiography. Graefes Arch Clin Exp Ophthalmol, 2020, 258(3): 513 – 520.

7. MOSHTAGHIAN H, LOUIE J C Y, CHARLTON K E, et al. Trends in added sugar intake and food sources in a cohort of older Australians: 15 years of follow-up from the Blue Mountains Eye Study. J Hum Nutr Diet, 2017, 30(3): 339 – 348.

8. SHAH S, FEHER M, MCGOVERN A, et al. Diabetic retinopathy in newly diagnosed Type 2 diabetes mellitus: prevalence and predictors of progression: a national primary network study. Diabetes Res Clin Pract, 2021, 175: 108776.

9. WONG T Y, SUN J, KAWASAKI R, et al. Guidelines on diabetic eye care: the international council of ophthalmology recommendations for screening, follow-up, referral, and treatment based on resource settings. Ophthalmology, 2018, 125(10): 1608 – 1622.

（杨婧研　延艳妮　徐捷　整理）

儿童青少年糖尿病视网膜病变的危险因素和随访监测

近年来，全球儿童和青少年的 1 型糖尿病和 2 型糖尿病发病率逐步上升。在过去的几十年中，绝大多数患有糖尿病的青少年为 1 型糖尿病患者，而现在，由于儿童肥胖症的增加，2 型糖尿病占青少年所有新诊断的糖尿病患者近一半的比例。研究结果发现，1 型糖尿病和 2 型糖尿病儿童青少年的 DR 患病率分别为 5.6% 和 9.1%。1 型糖尿病青少年患有 DR 的危险因素包括疾病持续时间和青春期时间。因此，各国医学专业协会制定了各种用于青少年 1 型糖尿病眼科筛查的临床实践指南。美国眼科学会（AAO）建议在 1 型糖尿病发病 5 年后进行眼部的初步筛查。美国糖尿病协会（ADA）建议对 10 岁以上的患者在 1 型糖尿病发病后 3 ~ 5 年进行初步筛查；美国儿科学会（AAP）建议 9 岁或以上的患者使用相同的筛查方法。最近的一项研究表明，可以将初始眼科筛查推迟到 15 岁。

31. 诊断年龄是儿童青少年糖尿病视网膜病变的主要危险因素

最常见的与 DR 发展相关的危险因素包括 HbA1c 升高、糖尿病病程延长、高血压和高脂血症等。在成人和儿童患者中，HbA1c 较高的个体更有可能发生 DR。Forga 等的研究表明，HbA1c >9% 的成年患者发生 DR 的可能性是 HbA1c ≤7% 的患者的 2.5 倍以上。而其他研究表明，维持 HbA1c <8% 的患者很少会患有 DR。血糖管理技术的发展也显著降低了 DR 发生的风险。连续皮下胰岛素输注或胰岛素泵治疗与较低的 HbA1c 水平和更好的血糖控制相关，能够预防或延缓儿童糖尿病患者 DR 的发生。研究还发现胰岛素泵的使用与 DR 发生概率的降低独立相关。此外，尽管连续血糖监测仪（CGM）的使用与改善血糖控制有关，但关于 CGM 使用对青少年 DR 发展的影响数据却很少。然而，使用 CGM 的成年 2 型糖尿病患者 DR 发生率较低且患有 DR 的严重程度较轻。

无论是 1 型糖尿病还是 2 型糖尿病患者，他们患有 DR 的风险均会随着糖尿病病程的增加而增加。WESDR 研究表明，97.5% 的病程在 15 年或更长时间的 1 型糖尿病患者发生了 DR，而在患有糖尿病不到 5 年的患者中这一比例为 17%。另一项关于德国 8784 名 1 型糖尿病患者的研究表明，病程超过 40 年的糖尿病患者中大约 80% 患有 DR。一项对 4513 名成年 2 型糖尿病患者的回顾性队列分析发现，糖尿病病程 >30 年的患者 60% 患有 DR，而糖尿病病程 <10 年的患者患 DR 的概率则为 12%。在儿童糖尿病人群中，即使是糖尿病病程的微小差异也会影响早期 DR 的发展。在 DCCT/EDIC 研究中，患有 DR 的青少年糖尿病患者平均病程为 6.6 年，而没有患有 DR 的青少年糖尿病患者平均病程为 3.8 年。TODAY 研究表明，糖尿病病程为 4~5.5 年的儿童 2 型糖尿病患者发生 DR 的风险是糖尿病病程为 2~4 年的患者的 2 倍，而糖尿病病程为 5.5~8.5 年的患者发生 DR 的风险超过糖尿病病程为 2~4 年的患者的 3.5 倍。

在青少年糖尿病患者中，诊断 DM 的年龄与发生 DR 的风险显著相关。与年龄较大的患者相比，较早诊断为 1 型糖尿病的患者发展为 DR 的时间较晚。一些研究表明，青春期加速了 DR 发生的风险，这是由于该年龄组的血糖控制难度增加及同时发生的激素改变导致的。据报道，在 10~14 岁时诊断为 1 型糖尿病的患者在 15 年的随访中发展为 DR 的风险是在不到 10 岁时就诊断为 1 型糖尿病患者的 2.5 倍以上。TODAY 研究的数据显示了相似的结果，即在 17~18 岁和 19~24 岁诊断出的 2 型糖尿病患者患 DR 的可能性分别是较低年龄组的 2 倍和 3 倍。

32. 儿童青少年糖尿病视网膜病变的随访监测具有重要意义

目前，美国糖尿病协会（ADA）、美国眼科学会（AAO）及国际儿童和青少年糖尿病协会（ISPAD）等多个组织提供了针对患有糖尿病的青少年的筛查建议。美国糖尿病协会建议年龄≥11 岁患有 1 型糖尿病的青少年在患病 3～5 年或青春期开始后，进行初步的散瞳和全面眼科检查，建议每 2 年进行一次随访筛查。此外，对于 HbA1c 维持在＜8% 的青少年患者，专家建议可以每 4 年进行一次筛查。国际儿童和青少年糖尿病协会推荐了类似的筛查指南，但除散瞳检查外，还包括眼底照相作为常用筛查手段。美国眼科学会建议在糖尿病发病 5 年后开始对患有 1 型糖尿病的青少年进行每年的定期筛查。鉴于儿童糖尿病患者在 12 岁之前发展为 DR 的风险较低，并且 DR 更常见于青春期后期和糖尿病诊断 5～10 年后的患者，因此在过去几年中对青少年 1 型糖尿病患者的筛查指南进行了调整，从而减少筛查和随访的次数。研究表明，对患有 2 型糖尿病的青少年应在诊断时或诊断后不久进行 DR 筛查，此后每年进行一次眼底检查。由于 2 型糖尿病的隐匿性，该疾病可能会在一段时间内未被诊断出来，从而导致在病程早期出现并发症，因此需要在早期进行眼底病变的筛查。

目前，远程医疗和远程视网膜网络技术已经在非散瞳眼底相机进行 DR 筛查中广泛应用。眼底照相可以由未经专业培训的操作人员以省时的方式轻松安全地进行，并且无须散瞳。眼科医生或训练有素的读片专家可以在现场或后期评估图像是否存在 DR，以及对 DR 进行分级。应用远程医疗或远程视网膜网络进行床旁 DR 筛查已被证实可以提高 DR 的筛查率，增加不同患者群体的随访率，减少筛查的距离，并有助于早期发现和治疗 DR。用于筛查的数字眼底照相对检测 DR 变化敏感且特异，与 7 个标准立体 30°视野基本一致，并且在某些情况下被证实比散瞳检眼镜更敏感。针对周边视网膜病变在 DR 视力损害长期风险方面重要性的临床研究正在积极进行中，因此，使用可达到 80°视野的超广角视网膜图像进行 DR 筛查在未来具有十分重要的意义。

过去几十年的研究阐明了 DR 的风险因素和保护因素，这使得儿童糖尿病患者发生 DR 的风险降低。随着越来越多的 1 型糖尿病青少年患者使用胰岛素泵、连续血糖监测仪和混合闭环治疗，DR 和其他微血管并发症可能会进一步减少。然而，一些患有 2 型糖尿病的青少年患者在诊断时可能已经存在 DR，据报道这类患者在患病 10 年后 DR 患病率可高达 50%。新的 DR 筛查方法的普及可能有助于提高 DR 的检出率，并且有助于发现可治疗的早期眼底病变。

参考文献

1. D'ADAMO E, CAPRIO S. Type 2 diabetes in youth: epidemiology and pathophysiology. Diabetes Care, 2011, 34 Suppl 2(Suppl 2): S161 – S165.

2. OLSEN T W, LUM F. Re: Wang et al.: Incidence and risk factors for developing diabetic retinopathy among youths with type 1 or type 2 diabetes throughout the United States (Ophthalmology, 2017; 124: 424 – 430). Ophthalmology, 2017, 124 (9): e68 – e69.

3. FORGA L, GOÑI M J, IBÁÑEZ B, et al. Influence of age at diagnosis and time-dependent risk factors on the development of diabetic retinopathy in patients with type 1

diabetes. J Diabetes Res, 2016, 2016: 9898309.

4. LAFFEL L M, KANAPKA L G, BECK R W, et al. Effect of continuous glucose monitoring on glycemic control in adolescents and young adults with type 1 diabetes: a randomized clinical trial. JAMA, 2020, 323(23): 2388 - 2396.

5. FERM M L, DESALVO D J, PRICHETT L M, et al. Clinical and demographic factors associated with diabetic retinopathy among young patients with diabetes. JAMA Netw Open, 2021, 4(9): e2126126.

6. GUBITOSI-KLUG R A, BEBU I, WHITE N H, et al. Screening eye exams in youth with type 1 diabetes under 18 years of age: once may be enough? Pediatr Diabetes, 2019, 20(6): 743 - 749.

7. TODAY Study Group. Retinopathy in youth with type 2 diabetes participating in the TODAY clinical trial. Diabetes Care, 2013, 36(6): 1772 - 1774.

8. NORDWALL M, FREDRIKSSON M, LUDVIGSSON J, et al. Impact of age of onset, puberty, and glycemic control followed from diagnosis on incidence of retinopathy in type 1 diabetes: the VISS study. Diabetes Care, 2019, 42(4): 609 - 616.

9. American Diabetes Association. 11. Microvascular complications and foot care: standards of medical care in diabetes-2021. Diabetes Care, 2021, 44 (Suppl 1): S151 - S167.

10. ROSER P, KALSCHEUER H, GROENER J B, et al. Diabetic retinopathy screening ratio is improved when using a digital, nonmydriatic fundus camera onsite in a diabetes outpatient clinic. J Diabetes Res, 2016, 2016: 4101890.

11. AIELLO L P, ODIA I, GLASSMAN A R, et al. Comparison of early treatment diabetic retinopathy study standard 7-field imaging with ultrawide-field imaging for determining severity of diabetic retinopathy. JAMA Ophthalmol, 2019, 137(1): 65 - 73.

（杨婧研　整理）

糖尿病视神经病变的早期发现及预防不容忽视

糖尿病的三大慢性并发症为大血管并发症、微血管并发症及神经病变，其中慢性眼部并发症是糖尿病致盲的主要原因，主要包括 DR（微血管病变）和视神经病变（神经病变）。糖尿病视神经病变（diabetic optic neuropathy，DON）会导致微血管损伤及视神经退行性变，进而可导致视神经萎缩，最终可致盲。我国是糖尿病大国，防控 DON 造成的低视力和致盲是关系到人类视觉健康的重大科学问题，其发生发展可为糖尿病致盲的早期识别和有效干预提供科学依据。

33. 糖尿病视神经病变形势严峻，早期发现意义重大

（1）DON 发生率上升

糖尿病致盲性眼病严重威胁了人类视觉健康，随着患病率逐

年递增，其带来的视觉损害已成为严重的公共卫生问题。其临床发生率较高，据报道，我国患有糖尿病 1～5 年的患者中视神经病变的发病率为 4.7%，病程 6～10 年的患者则为 7.9%；国内研究得到的发病率高达 23%。但目前国际上尚没有 DON 统一的诊断标准，因而其发病率的统计也有很大差别。此外，糖尿病患者行荧光素眼底血管造影检查后发现视神经异常改变的比率竟然高达 48.13%，说明糖尿病相关的继发性视神经病变也并不少见，但在临床上不易被发现，缺乏有效的早期识别手段。

（2）DR 和 DON 发生不平行

糖尿病致盲并不仅仅归因于常见的 DR，而可追溯到可能早于 DR 发生的 DON。糖尿病引起的视神经和视网膜病变在临床多见，增殖前期的 DR 患者发生视盘水肿和前部缺血性视神经病变的比率反而高于 PDR 患者；一部分糖尿病患者有视野缺损，却未筛查出视网膜病变，这说明其可能为视神经病变所致，从而可知 DON 的发生多先于 DR 引起的微血管形态改变和临床表现。此外，研究发现 DON 的发生和 DR 并不平行，视神经病变在各期 DR 均可出现。伴或不伴 DR 的糖尿病患者均可出现视觉诱发电位的异常，DR 组的对比度阈值明显高于正常无视网膜受累者，因此认为糖尿病患者存在除 DR 以外的与视觉有关的神经通路异常。由此可见，糖尿病相关视神经病变已成为主要致盲性眼病之一。

（3）DON 发病特点

糖尿病视神经病变主要分为以下 5 类：糖尿病性视盘病变、

糖尿病性急性视神经炎样改变、糖尿病性缺血性视神经病变、糖尿病性视盘新生血管形成和糖尿病视神经萎缩。根据 2022 年我国 DON 专家共识：DON 分为隐匿型 DON、糖尿病视盘病变和非动脉炎性前部缺血性视神经病变。DON 的临床诊断应用较少，原因可能是此病轻者多无症状，而重者与 DR 或缺血性视神经病变并发，临床表现难以区分。DON 早期可无症状，检眼镜下有视盘水肿等改变，持续 1 个月后视盘呈扇形或弥漫性萎缩，体征仅呈现不同程度的视盘颜色变浅，在临床上不易被发现。

对结构的改变中，视网膜厚度的横断面研究结果显示在不同年龄和不同随访时间存在较大差异。在动物研究中，db/db 糖尿病小鼠的早期研究是从 8 周龄随访到 28 周龄，研究结果显示在第 11 周龄时实验组与对照组视网膜总厚度无显著差别；但也有研究表明 12 周龄的携带瘦素受体基因突变的糖尿病小鼠与其来自同一种属的转基因对照组的正常表型小鼠相比，糖尿病组的视网膜总厚度显著变薄；甚至有研究发现 8 周龄开始 db/db 小鼠的中心视网膜总厚度较正常对照组就出现了显著差异。因此，研究 DON 的早期表现和疾病进展至关重要，对疾病的早期诊断和早期干预具有重要意义。

目前，多项临床研究显示糖尿病视神经病变对视力、对比敏感度等视觉功能造成损害。视功能中对比敏感度改变是一种早期的视功能改变，可以发生在没有 DR 的患者中，并随着时间而进展。一项横断面研究发现，在 2 型糖尿病中，无视网膜病变的

DON 患者出现视力下降、对比敏感度降低和色觉受损等视功能损伤，总结出神经视网膜功能障碍与 DON 的存在显著相关。既往研究发现糖尿病相关视神经病变对视觉诱发电位和视野等视觉功能均能造成损害。

（4）DON 与大脑的联系

视网膜是将视觉信息通过视路传递到视中枢的重要结构，视网膜的神经节细胞是唯一能将视网膜处理后的视觉信息编码为神经冲动传输到脑的细胞，其轴突构成了视神经，而视神经通过视路与大脑枕叶皮质视中枢相连。由于大脑的损伤早于视神经损伤的改变，所以研究大脑结构和功能在视神经退行性疾病中的改变，有助于人类和实验动物模型中视神经病变的早期预警和疾病进展观察。

近期研究表明，DON 能单独增加脑梗死、脑出血等脑部疾病的发生率。有研究者发现 DON 患者 3 个不同脑区均有改变，DON 患者脑功能网络活动有潜在变化，提示糖尿病背景下常见视神经病变，这为糖尿病患者视神经病变的长期治疗提供了新思路。综上，如果糖尿病的脑部病变机制能被准确地识别出来，或许在不久的将来，以降低血糖以外参数为目标的新型视神经保护疗法将有望实现。

（5）DON 人群筛查迫在眉睫——视神经退行性疾病的影像学应用

随着医学影像技术的快速发展，研究者们开始关注眼底细微结构和功能的改变，以期达到早期检测的目的。在眼组织中，视网膜是大脑的发育产物，既往发现阿尔茨海默症患者具有一系列的眼部病理特征，包括视网膜神经节细胞（retinal ganglion cells，RGC）变性、神经纤维层变薄和血管参数改变。因此，RGC、视神经及神经视网膜的影像学检查，可作为确定 DON 眼部和脑部神经退行性病变的自然病程和治疗效果的潜在检测目标。

在观察结构变化的影像检查中，OCT 是视神经和视网膜常用的成像工具，其快速、无创活体成像的应用使得人和动物的视网膜在正常生理状态下的分层研究清晰可辨。因此，在糖尿病 db/db 小鼠模型及人群中，学者们广泛地应用 OCT 来检测视神经周围视网膜各层及全层的厚度。在观察血流灌注功能的影像检查中，最早且普遍应用于临床的是 FFA 检查，其可显示视盘周围荧光渗漏、血管扩张等动态表现，对 DON 的早期诊断有重要意义。但是 FFA 是血管的有创检查，而 OCTA 是新兴的无创血流检查，其可以兼具观察视盘灌注、视网膜和脉络膜的层界、感光细胞和血管的功能，可以更好地从结构与功能探索视神经和视网膜的病理性发展趋向。本课题组最早将 OCTA 应用于视网膜和脉络膜微血管密度的测量，目前它已较多用于 DR 研究，在未来可以更多地应用于视神经退行性病变的研究（如 DON）。此外，磁共振检查可用于排除颅内病变及其引起的视盘水肿。磁共振弥散张量成像（diffusion tensor imaging，DTI）是磁共振成像的特殊形式，其依据水分子移动的方向制图，是一种不需要造影剂的无创成像技术。DTI 通过中枢系统中从视神经到视觉中枢白质纤维的完整性和方向性来评估视神经疾病的受累程度，据报道，处理后的衍生参数对 DON 具有很高的诊断价值。因此，DTI 更能体现视觉通路的异常和微结构改变，可以作为一种临床早期的检查依据，较早地诊断出糖尿病引起的视神经异常改变。

在观察视神经退行性变患者功能变化的影像检查中，视力和对比度会有不同程度的下降，视野缺损位置可对应视神经或视网膜损伤的区域，视觉诱发电位可发现视神经传导延迟。这些检查耗时长且对受试对象的配合度有较高的要求。最新的视功能检查方便对动物和人群进行无创、快速的视功能研究（如视觉行为研究）。视觉行为研究是指对受试对象的行为模式、心理感知与视觉特点进行分析，探讨行为特征和眼球运动在心理物理学因素的影响下如何呈现，从而探索疾病对它的影响。视动仪是一个配合眼动协同交叉分析头部运动等数据的综合评价仪器，用于视觉行为测试的视动仪拥有配套的记录平台（测试仪器）和分析系统（电脑），不仅能够处理数据，还能解决科研及实验问题。视动仪功能强大，能自主编辑多种丰富的刺激模式，采集被测动物的眼动行为和科研工作者鼠标数据，系统生成并获得动物的视力、对比敏感度等眼科参数，提示视动仪能应用于糖尿病相关视神经病变引起的视觉行为（视功能）异常。

除以上检测技术外，进一步的病理学检测将有助于视神经退行性变的机制研究，将有利于延缓甚至阻止视神经退行性变的进展，降低致盲的发生率。该领域未来的发展方向可以是通过不同维度的影像新技术，实现各类眼底病的病理改变可视化，如对视网膜内病理性蛋白沉积的直接和无创成像，以及利用一种新型成像技术——凋亡视网膜细胞的检测，其可在人体内观察单个 RGC 的凋亡。先进的、科研与临床结合的影像学检查可能为监测和早期诊断 DON 提供关键工具，而新的工具可以更多地研究视神经的功能，使这部分中枢神经系统得到前所未有的访问，及时指导治疗，从而改善患者视功能预后。

34. 糖尿病视神经病变的发病机制和治疗

(1) DON 基础研究、机制研究

DON 会导致微血管损伤及继发性视神经退行性改变。前者是因为 DON 患者筛板前部血管发生异常，导致微血管供血不足，从而引起视盘水肿、缺血、缺氧或炎症改变；后者是 RGC 的神经元或球后视神经的髓鞘丧失所致。与 RGC 相连的 120 万个轴突构成了视神经，视神经属于中枢神经，而中枢神经的细胞一般是不会再生的。因为 RGC 对高糖环境下的缺血、缺氧性损伤特别敏感，故该环境下的损伤会造成 RGC 细胞死亡，神经纤维变性、坏死、脱髓鞘，随着时间的推移可向视神经萎缩进展而恶化。因此，RGC 的退行性改变会导致视神经的不可逆性病变及视功能的不可逆性损害，最终可致盲。

　　既往研究就 RGC 神经退行性变和视神经萎缩从分子到解剖的不同层面进行了综合分析，包括 RGC 树突、细胞体和轴突，无髓鞘的视网膜神经纤维层和有髓鞘的筛板后视神经，以及各种胶质细胞的功能异常。DON 的可能机制有代谢产物的毒性损害、氧化应激损伤、凋亡基因表达、神经营养物质缺乏、炎症损伤等，最终导致视神经传导功能丧失。目前发现这些机制均与微血管损伤及神经退行性病变有关：微血管屏障破坏导致血管通透性增高和渗漏增加，可引起视神经血供不足及促新生血管因子产生；RGC 胞体和轴突病变可引起神经递质轴性传导阻滞及神经因子减少等。有学者发现糖诱导后 3 个月内的糖尿病大鼠出现视神经纤维萎缩、星形胶质细胞异常增生、视神经血流量降低和微血管通透性增加。此外，视网膜神经节细胞的损伤可能与线粒体动力学、运输、合成和自噬的稳态控制功能失调有关，特定的凋亡倾向可能针对不同的细胞类型和解剖结构。

　　在 DON 的病理生理过程中，缺氧具有重要作用，是一个潜在的致盲机制。低氧通过高眼压动物模型产生的炎症效应能诱导视神经损伤，从而进一步表现出 RGC 的损伤。RGC 的损伤是导致视功能永久性丧失的重要原因，临床发现单纯解除对 RGC 的直接损伤（如增加血流或缓解炎性反应等），并不能阻止 RGC 进一步丢失，其原因是 RGC 的直接损伤会激活多种继发损伤机制，导致 RGC 持续性丢失。当缺血、缺氧等原发性损伤致使视神经轴浆流中断，会导致神经营养因子供给中断，引起 RGC 崩解死亡，从而释放出一些兴奋性毒素、炎症性物质等，进而导致躲过原发性损伤的 RGC 发生继发性损伤，最终进入凋亡程序并丢失。这也就是控制原发损伤后，视网膜神经病变仍旧不断进展的主要原因。因此，视神经保护的治疗尤为重要。然而，在目前的眼科临床应用中，尚无在人类临床试验中发现对糖尿病引起的视神经病变有明显疗效的神经保护剂。

(2) DON 治疗

对于 DON 治疗仍主张多管齐下，首先，控制原发病和致病危险因素，即合理调控好血糖：空腹血糖控制在 4.4 ~ 7.0 mmol/L，HbA1c 控制目标为 < 7%，同时结合患者自身条件进行血糖的个体化控制。有研究发现，血糖突增会减缓神经节的信息传导速度，而血糖突降也是 DON 的高风险因素，因此临床上合理控制血糖是预防糖尿病甚至 DON 的关键。其次，控制其他全身慢性疾病，如高血压、高血脂等对控制血糖也至关重要。再者，DON 导致 RGC 遭到破坏后，其细胞变性会引发视神经传导功能障碍，故损伤后短期内阻断 RGC 损伤通路和增强其存活机制成为恢复视觉的关键，而目前临床尚无有效治疗 DON 的方法。

研究者尝试通过神经营养疗法（如神经生长因子、维生素 B_{12} 等）修复视神经损伤，应用改善组织缺血、缺氧的药物（如血管扩张剂和各类中药制剂）来改善微循环，以及采取细胞替代疗法

（如干细胞移植）来修复凋亡细胞，近些年干细胞因其特殊的多向分化和自我更新的潜能而被考虑作为视网膜退行性病变的替代治疗方式。RGC 在视网膜感光生理过程中有重要的地位和作用。近些年，针对 DON 引起的 RGC 继发损伤的保护性研究有很多进展，研究表明 RGC 的凋亡可以被阻断，受损的 RGC 可以再生并重新恢复功能。视神经保护是阻断视神经损伤通路和增强视神经存活机制的一种方法。视神经保护剂是对没有受到损伤或仅边缘损伤及受到毒性物质威胁的视网膜神经细胞进行保护。

近年来，视神经的保护被提到了非常重要的位置，研究方法层出不穷。一些视神经保护剂在脑部和眼部均发挥出有效的神经保护作用，如外源性神经营养因子的替代治疗（包括脑源性神经营养因子和碱性成纤维细胞生长因子等），其中脑源性神经营养因子能同时保护脊髓感觉神经元和视网膜中分离出来中枢神经系统的细胞；如 α 受体激动剂能对短暂性前脑缺血/再灌注和前部缺血性视神经病变起到神经保护作用；如在视网膜缺血再灌注模型中起保护作用的 β 受体阻滞剂。有些神经保护剂可应用于DON。既往研究显示，使用血管扩张药物如前列腺素类药物、肾上腺素受体阻滞剂、活血的中成药等，能改善微循环和加快神经传导速度；神经生长因子等神经营养药物可帮助改善视神经结构损伤及恢复传导功能；出现视盘新生血管时可行激光光凝和抗血管内皮生长因子治疗。

神经营养因子是机体产生的一类多肽或蛋白质因子，具有调节神经元存活，阻止成年神经元损伤后的死亡，促进神经元修复、轴突再生等神经系统功能，但其有分子量大、难以通过血脑屏障等劣势。近些年发现，中药在视网膜病保护中也很有价值，如有学者开展了红景天对实验性糖尿病视网膜病变的治疗作用及其机制研究；有学者发现了具有改善微循环和扩张微血管等作用的中草药提取物，如银杏叶提取物和灯盏细辛提取物等。若能发现具有神经营养的中药单体，必将有广阔的临床应用前景。

　　在具有潜在视神经保护作用的植物提取物中，灯盏细辛是一种多功能的传统中草药，为菊科植物短葶飞蓬的干燥全草，其功效是活血、通络、止痛、祛风和散寒。研究发现灯盏细辛具有神经保护、抗凝、抗氧化、抗炎、抗癌、清除自由基、抗胆固醇血症、促血管生成等药理作用并用于治疗多种疾病，且不良反应小。灯盏细辛的提取物叫灯盏花素，其药理活性多见于类黄酮成分，其主要活性成分是以野黄芩苷为代表的黄酮及其苷类、咖啡酰类、香豆素等化合物。

　　研究者发现野黄芩苷对糖尿病相关血管内皮细胞功能障碍有较好的治疗作用，其能减轻糖尿病引起的视网膜内新生血管的结构紊乱，并通过下调血管生成蛋白的表达抑制视网膜新生血管的形成；其能改善经 TNF-α 处理后人视网膜内皮细胞的血－视网膜屏障损伤和减少细胞活性氧的形成。在 DR 中，野黄芩苷可抑制小胶质细胞引发的视网膜炎症反应和随后的氧化应激损伤；其能在体内和体外均改善糖尿病引起的闭合蛋白-1（claudin-1）和claudin-19的表达降低，从而减弱糖尿病小鼠血－视网膜屏障的分解，以及减轻高血糖激活的小胶质细胞引起的血－视网膜屏障损伤。

笔者希望能寻找到糖尿病引起的视神经退行性病变的有效研究方法并可以作为新的治疗选择，以加速糖尿病神经退行性疾病的早期诊断和治疗，并防止糖尿病视神经退行性疾病向视神经萎缩进展和恶化。

基于疾病本身的复杂性及上述瓶颈的存在，DON长久以来一直是临床诊治及研究的难点，且疾病的进程及造成的视力损害均不可逆转，故实现DON的早期预测或极早期识别对预防和控制糖尿病致盲至关重要。对于病程10年以上的糖尿病患者，建议定期用影像学的手段筛查眼底，以防止视神经病变的漏诊和误诊。

参考文献

1. 丁小燕, 欧杰雄, 马红婕, 等. 糖尿病性视神经病变的临床分析. 中国实用眼科杂志, 2005, 23(12): 1269－1274.

2. 李曼丽, 张小猛, 王艳丽, 等. 糖尿病性视神经病变的FFA诊断价值. 中国实验诊断学, 2007, 11(2): 217－219.

3. 张文博, 聂红平. 糖尿病视神经病变. 中国实用眼科杂志, 2016, 19(9): 135－137.

4. INOUE M, TSUKAHARA Y. Vascular optic neuropathy in diabetes mellitus. Jpn J

Ophthalmol, 1997, 41(5): 328 – 331.

5. NERIYANURI S, PARDHAN S, GELLA L, et al. Retinal sensitivity changes associated with diabetic neuropathy in the absence of diabetic retinopathy. Br J Ophthalmol, 2017, 101(9): 1174 – 1178.

6. 孙冉, 张健, 刘大川, 等. 糖尿病视神经病变的研究概况. 中国医刊, 2011, 46(2): 30 – 32.

7. ARIMURA E, OKATANI H, ARAKI T, et al. Effects of diets with different proportions of protein/carbohydrate on retinal manifestations in db mice. In Vivo, 2018, 32 (2): 265 – 272.

8. LEI X W, LI Q, ZHANG J Z, et al. The protective roles of folic acid in preventing diabetic retinopathy are potentially associated with suppressions on angiogenesis, inflammation, and oxidative stress. Ophthalmic Res, 2019, 62(2): 80 – 92.

9. BOGDANOV P, CORRALIZA L, VILLENA J A, et al. The db/db mouse: a useful model for the study of diabetic retinal neurodegeneration. PLoS One, 2014, 9(5): e97302.

10. 张文博, 聂红平. 糖尿病视神经病变. 中国实用眼科杂志, 2016, 19(9): 135 – 137.

11. VERROTTI A, LOBEFALO L, PETITTI M T, et al. Relationship between contrast sensitivity and metabolic control in diabetics with and without retinopathy. Ann Med, 1998, 30(4): 369 – 374.

12. NORTH R V, FARRELL U, BANFORD D, et al. Visual function in young IDDM patients over 8 years of age. A 4-year longitudinal study. Diabetes Care, 1997, 20 (11): 1724 – 1730.

13. 何宇, 丁俭. 糖尿病导致视路神经元病变的研究进展. 国际眼科杂志, 2010, 10(4): 713 – 714.

14. XU Q H, LI Q Y, YU K, et al. Altered brain network centrality in patients with diabetic optic neuropathy: a resting-state FMRI study. Endocr Pract, 2020, 26 (12): 1399 – 1405.

15. HART N J, KORONYO Y, BLACK K L, et al. Ocular indicators of Alzheimer's:

exploring disease in the retina. Acta Neuropathol, 2016, 132(6): 767 – 787.

16. TSOKOLAS G, TSAOUSIS K T, DIAKONIS V F, et al. Optical coherence tomography angiography in neurodegenerative diseases: a review. Eye Brain, 2020, 12: 73 – 87.

17. SIDEK S, RAMLI N, RAHMAT K, et al. Glaucoma severity affects diffusion tensor imaging (DTI) parameters of the optic nerve and optic radiation. Eur J Radiol, 2014, 83(8): 1437 – 1441.

18. CORDEIRO M F, NORMANDO E M, CARDOSO M J, et al. Real-time imaging of single neuronal cell apoptosis in patients with glaucoma. Brain, 2017, 140 (6): 1757 – 1767.

19. Hardy J. Pathways to primary neurodegenerative disease. Ann N Y Acad Sci, 2000, 924: 29 – 34.

20. 魏文斌，史雪辉. 糖尿病性视神经病变//李筱荣，黎晓新，惠延年. 糖尿病眼病. 北京：人民卫生出版社, 2010: 317 – 335.

21. ZHAO J P, MA Z Z, SONG C, et al. Optic nerve lesions in diabetic rats: blood flow to the optic nerve, permeability of micro blood vessels and histopathology. Int J Ophthalmol, 2010, 3(4): 291 – 294.

22. PARDUE M T, ALLEN R S. Neuroprotective strategies for retinal disease. Prog Retin Eye Res, 2018, 65: 50 – 76.

23. STERN J H, TIAN Y, FUNDERBURGH J, et al. Regenerating eye tissues to preserve and restore vision. Cell Stem Cell, 2018, 22(6): 834 – 849.

24. VELPANDIAN T. Closed gateways—can neuroprotectants shield the retina in glaucoma? Drugs R D, 2010, 10(2): 93 – 96.

25. JOHNSON J E, BARDE Y A, SCHWAB M, et al. Brain-derived neurotrophic factor supports the survival of cultured rat retinal ganglion cells. J Neurosci, 1986, 6(10): 3031 – 3038.

26. KIMURA T, TOBE Y, MASAKI Y, et al. Neuroprotective effect of a rho-kinase inhibitor alone or combined with an alpha 2 adrenoceptor agonist in a rat transient forebrain ischemia-reperfusion model. International anesthesia research society, 2010, 50 (6):

195 – 200.

27. WHEELER L A, WOLDEMUSSIE E. Alpha-2 adrenergic receptor agonists are neuroprotective in experimental models of glaucoma. Eur J Ophthalmol, 2001, 11 Suppl 2: S30 – S35.

28. CHEON E W, PARK C H, KANG S S, et al. Betaxolol attenuates retinal ischemia/reperfusion damage in the rat. Neuroreport, 2003, 14(15): 1913 – 1917.

29. CYBULSKA-HEINRICH A K, MOZAFFARIEH M, FLAMMER J. Ginkgo biloba: an adjuvant therapy for progressive normal and high tension glaucoma. Mol Vis, 2012, 18: 390 –402.

30. 孟宪丽, 张艺, 盛艳梅, 等. 用45Ca跨膜测量技术研究灯盏细辛中具有钙拮抗作用的有效成分. 四川生理科学杂志, 2004, 26(4): 184.

31. TANG H, DONG Z X, GU T, et al. Studies on the protective effects of scutellarein against neuronal injury by ischemia through the analysis of endogenous amino acids and Ca^{2+} concentration together with Ca^{2+} – ATPase activity. Journal of Chemistry, 2015, 2015: 1 –8.

32. WANG S, WANG H, GUO H, et al. Neuroprotection of scutellarin is mediated by inhibition of microglial inflammatory activation. Neuroscience, 2011, 185: 150 – 160.

33. LIU H, YANG X, TANG R, et al. Effect of scutellarin on nitric oxide production in early stages of neuron damage induced by hydrogen peroxide. Pharmacol Res, 2005, 51(3): 205 –210.

34. LIN L L, LIU A J, LIU J G, et al. Protective effects of scutellarin and breviscapine on brain and heart ischemia in rats. J Cardiovasc Pharmacol, 2007, 50(3): 327 –332.

35. GUO H, HU L M, WANG S X, et al. Neuroprotective effects of scutellarin against hypoxic-ischemic-induced cerebral injury via augmentation of antioxidant defense capacity. Chin J Physiol, 2011, 54(6): 399 –405.

36. JIANG L, HU Y, HE X, et al. Breviscapine reduces neuronal injury caused by traumatic brain injury insult: partly associated with suppression of interleukin-6 expression. Neural Regen Res, 2017, 12(1): 90 –95.

37. JIANG L, XIA Q J, DONG X J, et al. Neuroprotective effect of breviscapine on traumatic brain injury in rats associated with the inhibition of GSK3beta signaling pathway. Brain Res, 2017, 1660: 1 −9.

38. 孟宪丽, 张艺, 盛艳梅, 等. 民族药灯盏细辛有效组分视神经保护与其钙拮抗作用的相关性研究. 中医药发展与现代科学技术, 2005: 856 −860.

39. MEI X, ZHANG T, OUYANG H, et al. Scutellarin alleviates blood-retina-barrier oxidative stress injury initiated by activated microglia cells during the development of diabetic retinopathy. Biochem Pharmacol, 2019, 159: 82 −95.

（朱静远　整理）

出版者后记
Postscript

　　科学技术文献出版社自 1973 年成立即开始出版医学图书，40余年来，医学图书的内容和出版形式都发生了很大的变化，这些无一不与医学的发展和进步相关。《中国医学临床百家》从 2016 年策划至今，感谢 700 余位权威专家对每本书、每个细节的精雕细琢，现已出版作品数百种。2018 年，丛书全面展开学科总主编制，由各个学科权威专家指导本学科相关出版工作，我们以饱满的热情迎来了《中国医学临床百家》丛书各个分卷的诞生，也期待着《中国医学临床百家》丛书的出版工作更加科学与规范。

　　近几年，中国的临床医学有了很大的发展，在国际医学领域也开始崭露头角。以首都医科大学附属北京天坛医院牵头的 CHANCE研究成果改写美国脑血管病二级预防指南为标志，中国一批临床专家的科研成果正在走向世界。但是，这些权威临床专家的科研成果多数首先发表在国外期刊上，之后才在国内期刊、会议中展现。如果出版专著，又为多人合著，专家个人的观点和成果精华被稀释。为改变这种零落的展现方式，作为科技部主管、中国科学技术信息研究所主办的中央级综合性科技出版机构，我们有责任为中国的临床医师提供一个系统展示临床研究成果的舞台。为此，我们策划出版了这套高端医学专著——《中国医学临床百家》丛书。

"百家"既指临床各学科的权威专家，也取百家争鸣之义。

丛书中每一本书阐述一种疾病的最新研究成果和专家观点，按年度持续出版，强调医学知识的权威性和时效性，以期细致、连续、全面展示我国临床医学的发展历程。与其他医学专著相比，本丛书具有出版周期短、持续性强、主题突出、内容精练、阅读体验佳等特点。在图书出版的同时，同步通过万方数据库等互联网平台进入全国的医院，让各级临床医师和医学科研人员通过数据库检索到专家观点，并能迅速在临床实践中得以应用。

在与作者沟通过程中，他们对丛书出版的高度认可给了我们坚定的信心。北京协和医院邱贵兴院士说"这个项目是出版界的创新……项目持续开展下去，对促进中国临床学科的发展能起到很大作用"。北京大学第一医院霍勇教授认为"百家丛书很有意义"。我们感谢这么多临床专家积极参与本丛书的写作，他们在深夜里的奋笔，感动着我们，鼓舞着我们，这是对本丛书的巨大支持，也是对我们出版工作的肯定，我们由衷地感谢作者的支持与付出！

在传统媒体与新兴媒体相融合的今天，打造好这套在互联网时代出版与传播的高端医学专著，为临床科研成果的快速转化服务，为中国临床医学的创新和临床医师诊疗水平的提升服务，我们一直在努力！

科学技术文献出版社

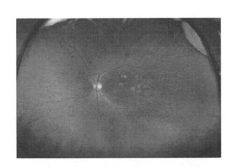

彩插 1　超广角眼底照相示糖尿病
视网膜病变，眼底大量微血管瘤、
出血点及硬性渗出（见正文第 45 页）

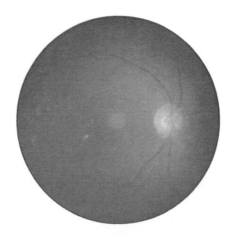

彩插 2　右眼彩色眼底照相，
可见环形硬性渗出
（见正文第 51 页）

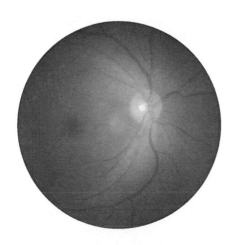

彩插 3　右眼彩色眼底照相，可见
后极部散在硬性渗出及点片状出血
（见正文第 52 页）

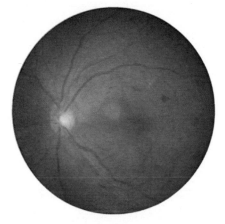

彩插 4　左眼彩色眼底照相，可见
视盘新生血管，后极部散在
硬性渗出及点片状出血
（见正文第 54 页）

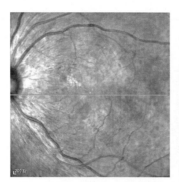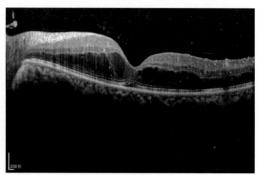

彩插 5　左眼 OCT（见正文第 54 页）

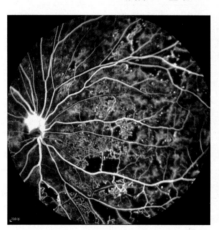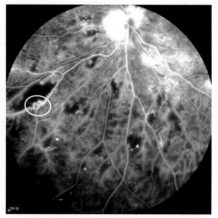

彩插 6　左眼 FFA，静脉期视盘新生血管明显渗漏，后极部及周边
视网膜散在出血、渗出及微血管瘤，毛细血管扩张、渗漏，
IRMA(＋)，静脉串珠样改变(＋)(白圈)(见正文第 55 页)

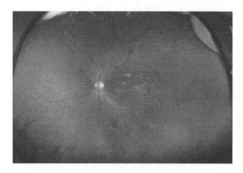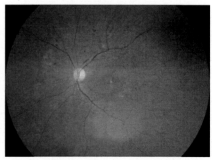

彩插 7　Optos 超广角眼底照相示　　　　彩插 8　CLARUS 500 超广角眼底
糖尿病视网膜病变　　　　　　　　照相示糖尿病视网膜病变
（见正文第 70 页）　　　　　　　　　　（见正文第 70 页）

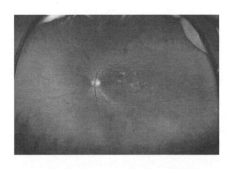

彩插 9　超广角眼底照相示糖尿病视网膜病变，眼底大量
微血管瘤、出血点及硬性渗出（见正文第 156 页）

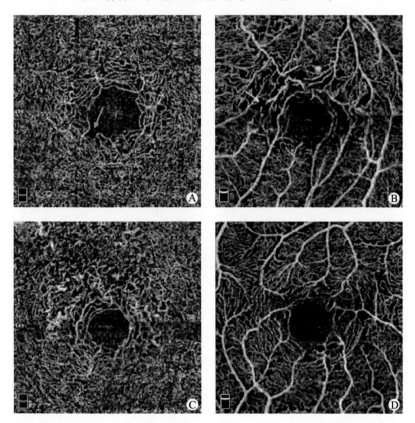

　　A. 深层视网膜可见中心凹无血管区侵蚀（绿色箭头）；B. 浅层视网膜可见微血管瘤（红色箭头）和无灌注区（黄色箭头）；C. 深层视网膜可见微血管瘤（红色箭头）和异常的微血管扩张（五角星）；D. 浅层视网膜可见血管环（红色圆圈）。

彩插 10　检眼镜下没有发现糖尿病视网膜病变的患眼，
在 OCTA（3 mm×3 mm）上可以检测到视网膜
微血管改变（见正文第 161 页）

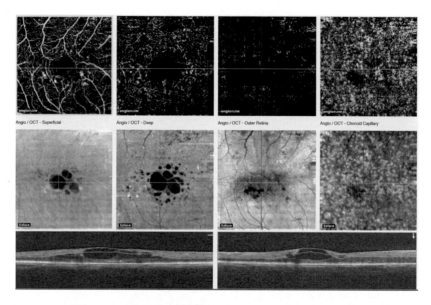

彩插 11　OCTA 示视网膜浅层和毛细血管深层可见 FAZ 扩大，
微血管瘤，黄斑区毛细血管闭塞、扩张，en face 图像中可见
黄斑水肿的囊样区域（见正文第 162 页）

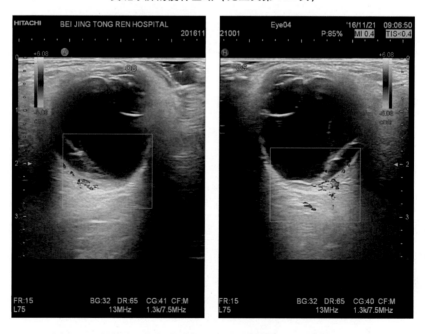

彩插 12　彩色多普勒超声检查示双眼玻璃体混浊，玻璃体腔可见
条带状回声，其上探测到血流信号，血流信号与视网膜中央动、
静脉相延续（见正文第 165 页）